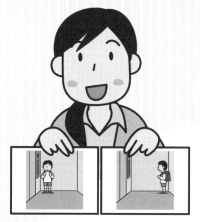

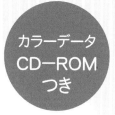

カラーデータ
CD−ROM
つき

**すぐに使える
パワーポイントデータ収録**

保健クイズブック

原めぐみ 著

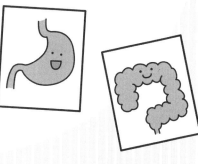

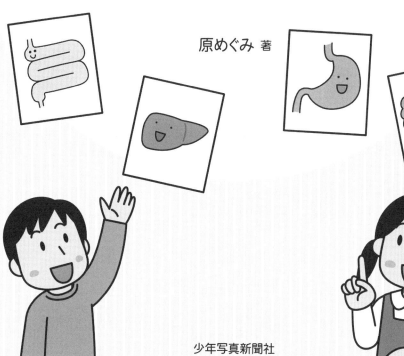

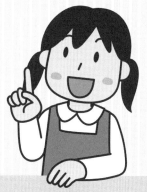

少年写真新聞社

も く じ

本書の特色

　本書では保健指導や保健授業などでよく扱われるテーマの中から、子どもたちが健康について自ら考え、行動変容に導くクイズを作成しました。クイズには、3択クイズや○×クイズ、線結びクイズなどがあり、中には難しく感じるものもあるかもしれませんが、楽しみながらクイズに挑戦できるようになっています。

　体や病気に関するクイズから防犯や防災などに関するクイズまで幅広い内容のクイズを収録し、「保健指導」「保健委員会」「掲示物」「おたより」など、様々な用途でご活用いただけます。

　付属のCD-ROMには、クイズのパワーポイントデータを収録しています。プロジェクターなどに接続してスライドを投影することができます。また、書きかえが自由にできるようになっており、ルビをつけたり、ひらがなを漢字にしたり、用途に応じてアレンジできます。解説文も収録していますので、多くの機会にご使用いただければ幸いです。

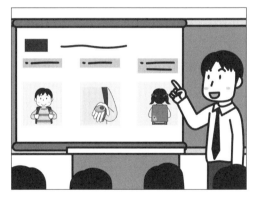
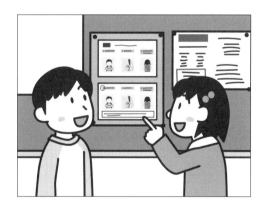
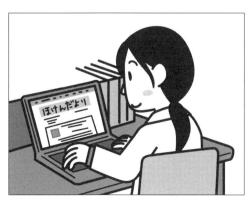

本書の構成

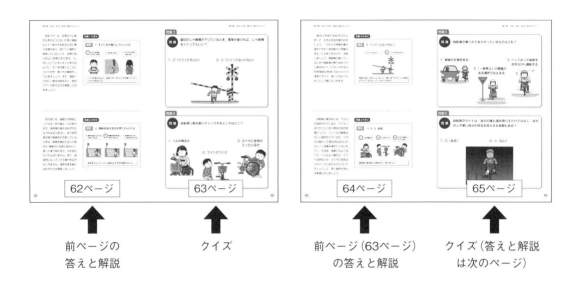

62ページ

63ページ

↑　　　　　　　　↑
前ページの　　　クイズ
答えと解説

64ページ

65ページ

↑　　　　　　　　　　↑
前ページ（63ページ）　クイズ（答えと解説
の答えと解説　　　　は次のページ）

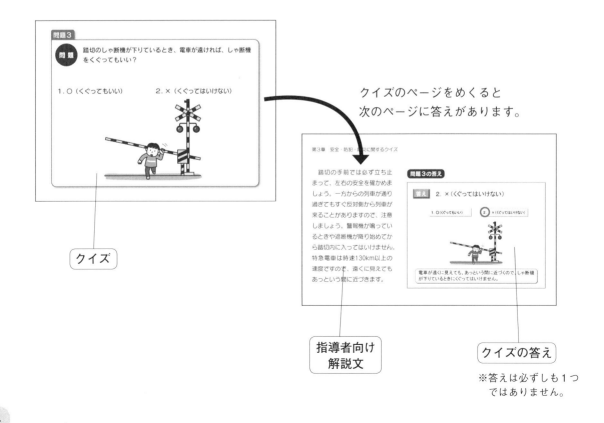

問題3

問題　踏切のしゃ断機が下りているとき、電車が遠ければ、しゃ断機をくぐってもいい？

1.○（くぐってもいい）　　2.×（くぐってはいけない）

クイズ

クイズのページをめくると
次のページに答えがあります。

第3章　安全・防犯・防災に関するクイズ

　踏切の手前では必ず立ち止まって、左右の安全を確かめましょう。一方からの列車が通り過ぎてもすぐ反対側から列車が来ることがありますので、注意しましょう。警報機が鳴っているときや遮断機が降り始めてから踏切内に入ってはいけません。特急電車は時速130km以上の速度ですので、遠くに見えてもあっという間に近づきます。

問題3の答え

答え　2.×（くぐってはいけない）

1.○（くぐってもいい）　　2.×（くぐってはいけない）

電車が遠くに見えても、あっという間に近づくので、しゃ断機が下りているときにくぐってはいけません。

指導者向け
解説文

クイズの答え

※答えは必ずしも1つ
ではありません。

CD-ROMの使い方

■基本操作（Windows の場合）

巻末の CD-ROM には、本書に掲載されたクイズ問題・答え・解説文が収録されています。

① CD-ROM ドライブに CD-ROM を入れます。

② CD-ROM の中には、以下のようなファイルやフォルダがあります。

③フォルダは章ごとに分類されていますので、利用したい章のフォルダを開きパワーポイントの
　ファイルをクリックしてください。

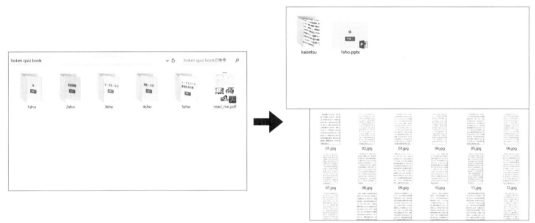

kaisetsuフォルダには、指導者向け解説文が
入っています。

■パワーポイントのファイルの使い方

①目的のパワーポイントのファイルをクリックすると以下のように表示されます。

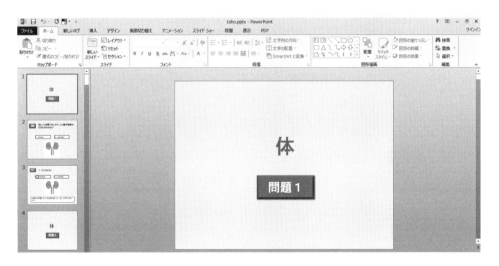

②使用したいスライドを選びます。

以下はパワーポイントを使用した入力例です。お使いのソフトのバージョンによって違いがありますので、それぞれのマニュアルでご確認ください。

・文字の変更方法
①文章を変更したいスライドのテキスト部分を表示させます。
②欄にカーソルを合わせて、文字を変更します。

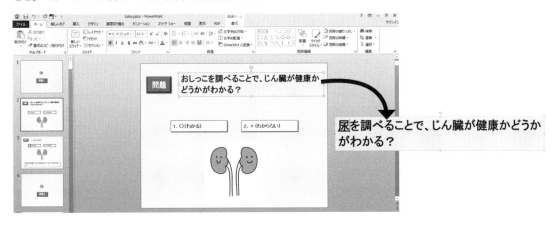

・文字にルビをつける方法
①メニューの「挿入」からテキストの「横書きテキストボックス」を選択します。
②振り仮名を入力し、文字の位置に合わせて配置して、ルビに見えるようにします。

・イラストの変更方法
①変更したいイラストを選択します。
②メニューから「図の変更」を選択し、変更したいイラストを選びます。

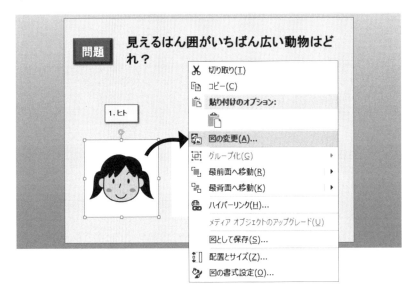

■ご不明な点がありましたら、「ヘルプ」機能をご活用ください。

①パワーポイント画面を開いて、キーボードの「F1」を押すと、ヘルプ画面が出てきます（下図参照）。

②調べたいキーワードを入力すると、関連する項目が出てきますので、目的のものを選択します。

ヘルプ画面

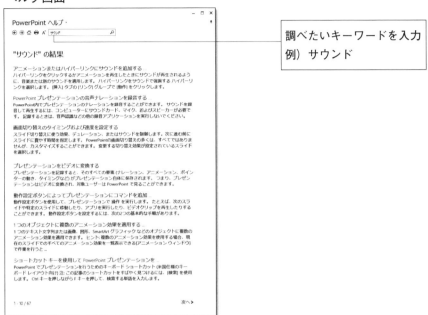

調べたいキーワードを入力
例）サウンド

CD-ROMの構成

○フォルダ構成

・1sho
・2sho
・3sho
・4sho
・5sho
・read_me.pdf

○ご使用にあたっての注意

【動作環境】

・PowerPoint 2010 以降、PowerPoint for Mac 2016 以降。
・CD-ROM ドライブ必須。

【著作権に関しまして】

　本書に掲載されているすべての文書やイラスト及び、付属の CD-ROM に収録している
データの著作権、使用許諾権は、著作権者及び株式会社少年写真新聞社に帰属します。複
製使用の許諾については、株式会社少年写真新聞社にお問い合わせください。学校内での
使用、児童生徒・保護者向け配布物に使用するなどの教育利用が目的であれば、自由にお
使いいただけます。それ以外の目的やインターネット等への使用はできません。

【ご使用上の注意】

・OS やアプリケーションのバージョン、使用フォント等によってレイアウトが崩れるこ
　とがありますが、仕様ですのでご了承ください。ご使用の環境に合わせて修正してくだ
　さい。
・この CD-ROM を音楽用 CD プレーヤー等で使用すると、機器に故障が発生する恐れがあ
　ります。パソコン用の機器以外には入れないでください。
・CD-ROM 内のデータ、あるいはプログラムによって引き起こされた問題や損失に対して
　は、弊社はいかなる補償もいたしません。本製品の製造上での欠陥につきましてはお取
　りかえしますが、それ以外の要求には応じられません。

※公共図書館での本の貸出にあたっては、付属の CD-ROM を図書館内で貸出できますが、館外への貸出はできま
　せん。
※ CD-ROM 内のデータの無断複製は禁止させていただきます。

　Mac は米国やその他の国で登録された Apple Inc. の商標または登録商標です。
　Windows、PowerPoint は Microsoft Corporation の米国その他の国における登録商標または商標です。

問題1

問題 おしっこを調べることで、じん臓が健康かどうかがわかる？

1．○（わかる）　　　　　　　2．×（わからない）

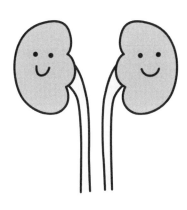

問題2

問題 歯科検診で「C」といわれました。「C」とはどんな状態でしょう？

1．歯がよごれている

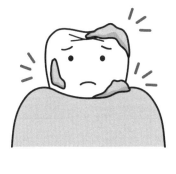

2．むし歯

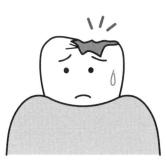

3．歯肉炎

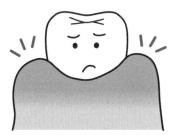

尿は腎臓で生成され、尿管を通って膀胱にためられ、尿道を通って排泄されます。腎臓は血液をろ過し、必要な成分は血液中に残して不要な老廃物を尿中に出す働きをしますが、病気にかかると、本来は尿中に含まれないはずのものが混じることがあります。尿検査でたんぱくが出れば腎臓の病気、糖が出れば糖尿病（膵臓の病気）の可能性が疑われます。

問題1の答え

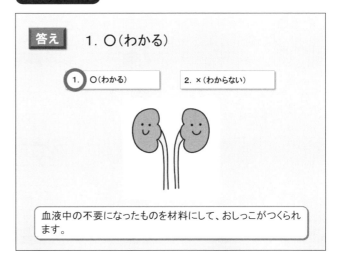

「C」とは Caries の頭文字を表し、むし歯を意味します。歯科検診では治療が必要な歯を「C」と表します。歯垢内の細菌が糖代謝によって酸を産生したり、口腔内が食後に酸性に傾いたりすると歯の表面が溶け出し、むし歯になります。唾液は歯の表面の汚れを流したり、酸を中和したりしてむし歯になりにくくしますが、夜間眠っているときにはあまり出ません。むし歯予防には、食事は時間を決めて食べること、食後には歯磨きをすることが重要です。特に寝る前の歯磨きは徹底しましょう。

問題2の答え

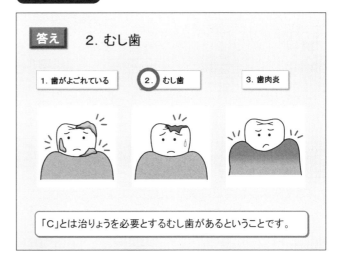

問題3

問題　大人の歯は全部生えると何本あるでしょう？

1. 20本

2. 28本

3. 32本

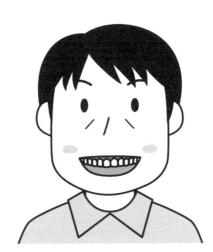

問題4

問題　私たちの体の中で筋肉があるのはどこ？

1. うで

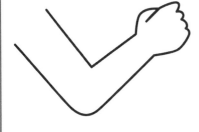

2. 顔

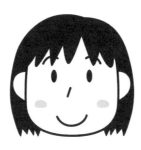

3. 心臓

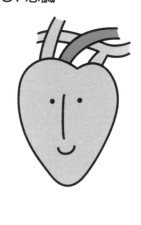

大人の歯は上下左右に7本ずつの28本の永久歯からなります。人によっては、前から8番目に上下左右4本の親知らずが生えてくることもあり、全部生えると最大32本となります。一方、子どもの歯（乳歯）は、上下左右に5本ずつの合計20本が一般的です。生後6か月頃から下顎の前歯が生え始め、2歳頃に生えそろいます。子どもの歯は6歳くらいから永久歯に生え替わりはじめ、13歳頃に永久歯の歯並びが完成します。

問題3の答え

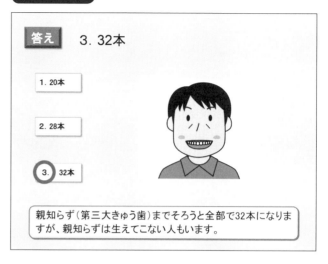

筋肉は、体の様々な器官を動かしたり、体温調節や血液循環を助けたり、関節や内臓を守ったりする働きをしています。横紋筋と平滑筋に大別され、前者には骨格筋と心筋が含まれます。骨格筋には、腕や脚、顔の筋肉や腹筋、背筋などがあり、自分の意志で動かすことができます。心筋は心臓の筋肉で、自分の意志と関係なく規則正しく一生動き続けます。平滑筋は、胃や腸などの内臓の壁や血管壁に存在し、胃や腸を動かしたり、血管を伸び縮みさせたりします。

問題4の答え

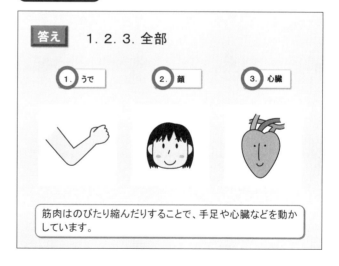

問題5

問 題 耳の働きで正しいのはどれ？

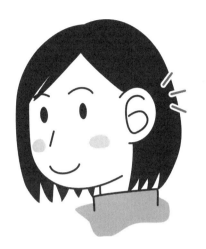

1. 音をきく

2. 体のバランスを保つ

3. 音を出す

問題6

問 題 耳によくないことはどれ？

1. 鼻水を勢いよく
   吸いこむ

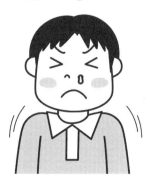

2. ヘッドホンで大き
   な音を長時間きく

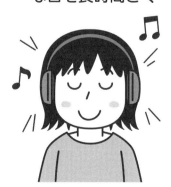

3. 指で耳かきをする

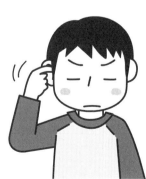

耳は音を聞く働きと、体のバランスを保つ働きを持つ平衡聴覚器であり、外耳、中耳、内耳で構成されます。外耳は耳介と外耳道からなり、耳介で集めた音を鼓膜に伝えます。中耳は鼓膜の振動を内耳に伝えます。伝わってきた音は内耳の蝸牛(かぎゅう)にある有毛細胞で電気信号に変えられて脳へ伝わり、音として認識されます。また内耳の前庭器が傾きや速度、回転をとらえて脳に伝えることで、体の位置や運動の変化を知覚します。

問題5の答え

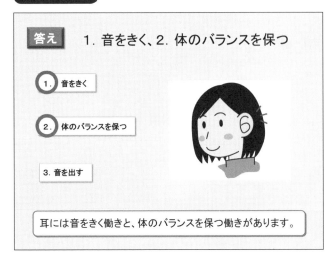

耳と鼻は耳管でつながっています。粘性のある鼻水は細菌感染が起こっている可能性が高く、勢いよく吸い込むと菌が中耳に入るなどして、中耳炎の原因になります。ヘッドホンで大きな音を長時間聴くと、蝸牛(かぎゅう)にある有毛細胞が傷つき壊れてしまい、音を感じ取りにくくなって難聴を引き起こしたり、蒸れが原因で外耳道の炎症を引き起こしたりすることがあります。指で耳かきをすると外耳道の皮膚が傷つき、指先や爪についている細菌などに感染することがあります。

問題6の答え

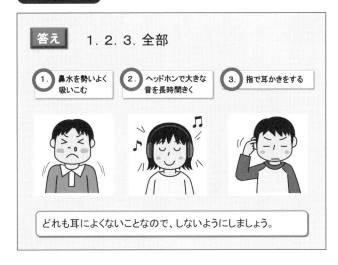

問題７

問 題 鼻の働きで正しいのはどれ？

１．においを感じる

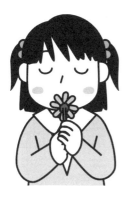

２．空気の通り道

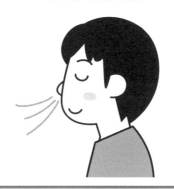

３．味を感じる

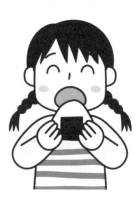

 問題８

問 題 鼻から息を吸ったときの鼻の役割として正しいものはどれ？

１．空気を温める

２．空気をかんそうさせる

３．ほこりを取り除く

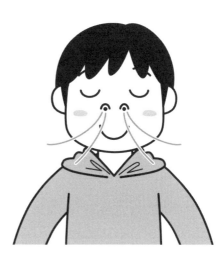

においのもととなるにおい物質は、吸気とともに鼻孔に入り、鼻腔の最上部を覆う嗅上皮にある嗅細胞が分泌する粘液に溶け、嗅細胞から伸びた嗅線毛を介して嗅神経に伝わって脳で認識されます。味のもととなる物質は舌にある味蕾の中の味細胞で識別されると、顔面神経や舌咽神経を通って脳に伝わります。味蕾が感じる味は、甘味、酸味、苦み、塩味、うま味があり、味蕾とは別の触覚や温度感覚、嗅覚などの感覚も関係するため、同じ食べ物を食べても体調や気分などの条件によって味の感じ方が変わります。

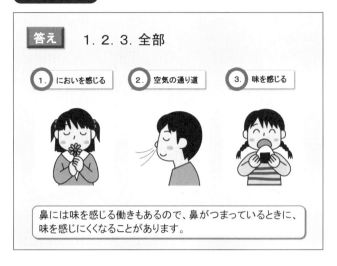

問題7の答え

答え　1. 2. 3. 全部

1. においを感じる　　2. 空気の通り道　　3. 味を感じる

鼻には味を感じる働きもあるので、鼻がつまっているときに、味を感じにくくなることがあります。

空気は鼻から入り、咽頭、喉頭を通って気管に入り、気管支、肺へ達します。鼻孔の奥の皮膚には鼻毛が生え、粉じんなどの大きなほこりを取り除くフィルターの役割をしています。鼻腔の内部の粘膜は、吸気を加湿・加温し、さらに小さなほこりやウイルスを付着させて取り除きます。口呼吸ではこれらの作用が働かないため、かぜをひきやすくなるばかりか、口の中が乾燥して、口臭やむし歯の原因になります。

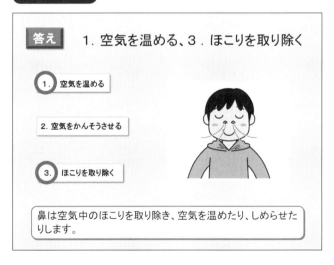

問題8の答え

答え　1. 空気を温める、3. ほこりを取り除く

1. 空気を温める

2. 空気をかんそうさせる

3. ほこりを取り除く

鼻は空気中のほこりを取り除き、空気を温めたり、しめらせたりします。

問題9

問 題 だ液には消化を助ける働きや、口の中のよごれを洗い流す役割がある？

１．○（ある）　　　　　　　２．×（ない）

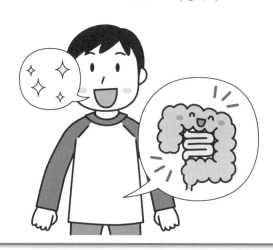

問題10

問 題 だ液にふくまれるリゾチームは、ばい菌をやっつける働きがあります。そのリゾチームは鼻水にもふくまれている？

１．○（ふくまれている）　　　　２．×（ふくまれていない）

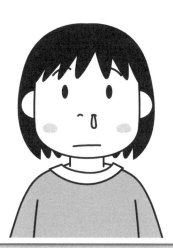

唾液には、ムチン、アミラーゼ、リパーゼ、リゾチームなどが含まれていて、様々な働きをしています。ムチンは口腔や食道の粘膜を保護して、水分とともに食物を湿らせ軟らかくしてのみ込みやすくする働きがあります。アミラーゼは、でんぷんを分解したり、歯についた食べ物のかすを洗い流したりします。リパーゼは乳脂肪の消化を助けます。リゾチームは殺菌作用があり、口腔内を浄化します。

問題9の答え

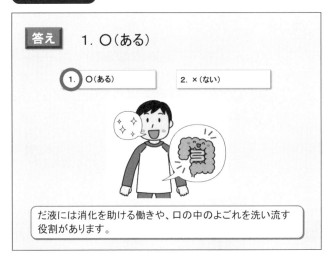

答え　1. ○（ある）

1. ○（ある）　　2. ×（ない）

だ液には消化を助ける働きや、口の中のよごれを洗い流す役割があります。

リゾチームは、ヒトの唾液、鼻水、涙、血液などの中に含まれ、粘膜を細菌から守っています。そのほか、卵白や植物などにも存在します。リゾチームは、細菌の細胞壁を構成するムコ多糖類を加水分解することで破壊し、殺菌します。薬として用いられるリゾチームはニワトリの卵白から作られたもので、たんの中のムコ多糖類を加水分解して粘性を低下させることで、たんを体外に排出しやすくする作用があります。

問題10の答え

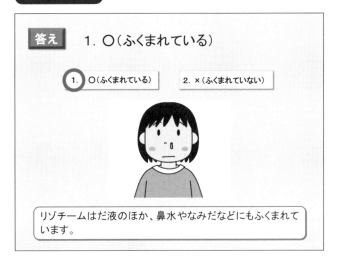

答え　1. ○（ふくまれている）

1. ○（ふくまれている）　　2. ×（ふくまれていない）

リゾチームはだ液のほか、鼻水やなみだなどにもふくまれています。

問題11

問題 見えるはん囲がいちばん広い動物はどれ？

1. ヒト

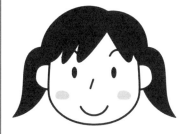

2. ウマ

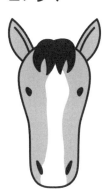

3. ライオン

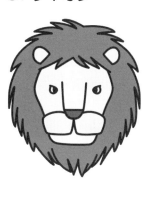

問題12

問題 「ランドルトかん」「しゃがんし」、これらを使って行うのは、なんの検査でしょう？

1. ちょう力

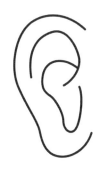

2. わん力

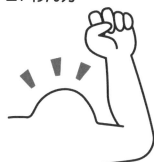

3. 視力

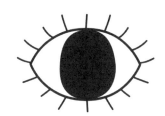

視線を一点に固定した状態で見える全範囲を「視野」といいます。正常なヒトの水平方向の視野は、左右両目を足し合わせた全体視野が200度、両目の視野が重なることで立体的に見える両眼視野が120度の広がりを持ちます。両目が顔の左右についている動物の方が広い全体視野を持ち、ウマは全体視野が330度、両眼視野が90度、ライオンは全体視野が250度、両眼視野が120度です。草食動物は肉食動物にいち早く気づくために全体視野が広いという特徴があります。

問題11の答え

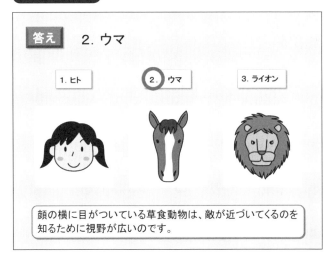

答え　2. ウマ

1. ヒト　　2. ウマ　　3. ライオン

顔の横に目がついている草食動物は、敵が近づいてくるのを知るために視野が広いのです。

学校の視力測定で用いられる、外形7.5mm、太さと切れ目の幅が1.5mmの環状の視標を「ランドルト環」といい、5m離れたランドルト環の切れ目を識別できる視力を1.0としています。測定しない方の目を覆い隠す物を「遮眼子（しゃがんし）」といい、手に持つタイプと眼鏡の上からかぶせるタイプがあります。測定の際に目を細めるとはっきり見えることがありますが、正しい視力が測れません。視力測定のときには目を細めないように注意しましょう。

問題12の答え

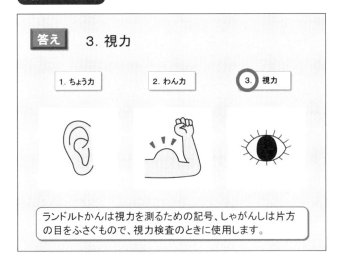

答え　3. 視力

1. ちょうカ　　2. わんカ　　3. 視力

ランドルトかんは視力を測るための記号、しゃがんしは片方の目をふさぐもので、視力検査のときに使用します。

問題13

問 題　体温を調節しているのはどこ？

１．脳

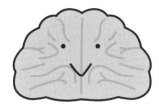

２．心臓

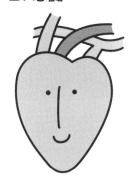

３．肺

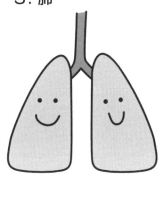

問題14

問 題　皮ふでできているものはどれ？

１．骨

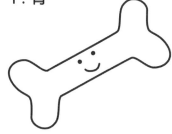

２．毛

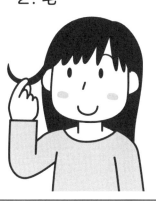

３．歯

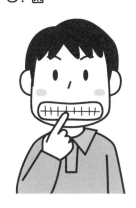

体温は脳内の体温調節中枢の指令を受けたホルモンや自律神経などの作用で調節され、平熱は35〜37度に保たれています。体温が低下すると、ホルモンが骨格筋や肝臓に働き、代謝を上げるとともに、交感神経が心臓に作用して心拍数を上げることで熱を産生して体温を上げます。また、交感神経が体の表面の血管を収縮させて末梢への血流を減少させ、立毛筋を収縮することで熱が逃げることを抑えます。逆に体温が上がると、血流や汗、呼吸によって体表面から外へ熱が放散され、体温を下げます。

問題13の答え

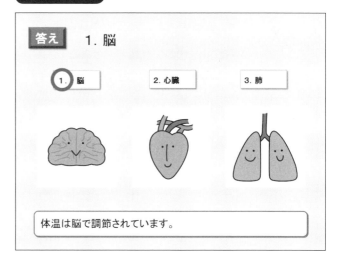

毛は、皮膚の上皮細胞が合成するケラチンたんぱくが角化して強度を増したものです。皮膚の表皮の一部である角質層もケラチンでできています。頭皮の新陳代謝により古い頭皮がはがれたものが「ふけ」です。髪の毛は、ほこりや頭皮からの皮脂やふけなどがつきやすく、放っておくと、雑菌が増えたり、かゆみやにおいの原因になったりします。清潔に保ちましょう。

問題14の答え

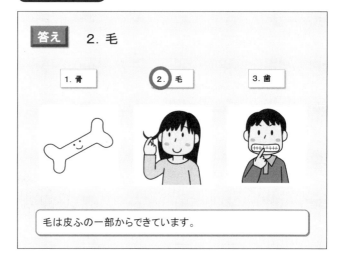

問題15

問題 骨にたくわえられている成分はなに？

1. カリウム

2. カルシウム

3. マグネシウム

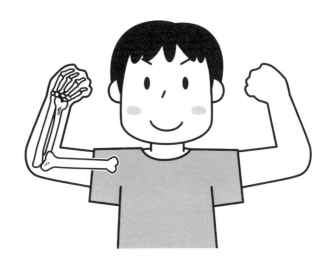

問題16

問題 血液中で酸素を全身に運ぶ役割をしているのは、赤血球と白血球のどっち？

1. 赤血球　　　　　　　　　　　2. 白血球

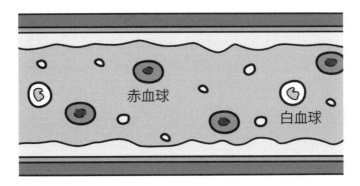

骨は体を支える骨格をつくっていて、成人では約206個の骨で構成されています。骨の連結部である関節は骨格を動かす軸となります。骨にはカルシウムやリンが多く含まれ、これらの貯蔵庫としての働きも担っています。カルシウムは99％が骨や歯に貯蔵されています。細胞内や血液中に存在するのは1％のみですが、筋肉の細胞の収縮や、神経細胞の興奮に関わっています。

問題15の答え

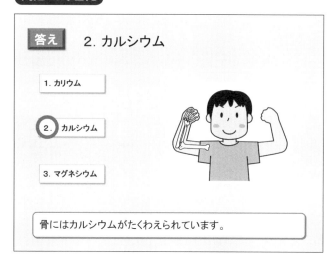

赤血球は、くぼんだ円盤状の細胞で、33％は血色素のヘモグロビン、残りの大部分は水で構成されています。ヘモグロビンが酸素と結合することで、全身に酸素を運搬しています。白血球には、その内部に含まれる酵素を使って生体内に侵入した細菌や異物を分解して排除するものや、侵入した異物の情報を知らせるもの、その情報をもとに異物を攻撃するものなどがあり、生体防御を担っています。

問題16の答え

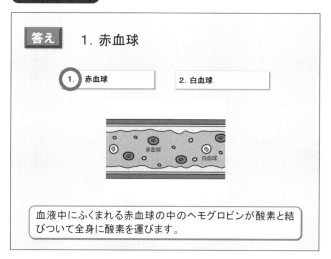

問題17

問題 血液がつくられるのはどこ？

1. 心臓

3. 骨

2. かん臓

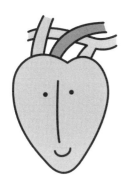
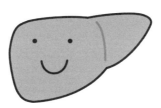
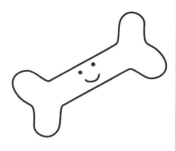

問題18

問題 心臓は自分の意志で止めることができる？

1. ○（できる）　　2. ×（できない）

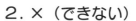
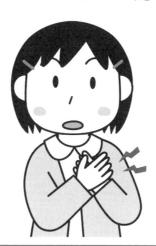

血液の細胞は骨髄の造血細胞から分化してつくられます。体内にあるすべての血液は体重の約8％を占め、成人男性では約5ℓになります。約90％が血管内に、残りの10％は肝臓や脾臓（ぞう）に存在します。血液の55％は液体成分である血漿（けっしょう）で、残りの45％が赤血球、白血球、血小板といった細胞からなっています。細胞成分の99％を赤血球が占めるため、血液は赤色をしています。

問題17の答え

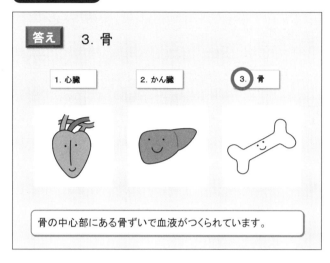

答え　3. 骨

1. 心臓　　2. かん臓　　③ 3. 骨

骨の中心部にある骨ずいで血液がつくられています。

心臓は、血液を全身に送ることで必要な酸素や栄養素を運び、二酸化炭素や不要になった成分を回収して肺や腎臓、肝臓などに運ぶポンプの働きをしています。心臓は心筋という筋肉でできていて、安静時に小学生は1分間に80〜90回、成人は60〜70回くらいの心拍数で、自分の意志とは関係なく、規則正しく拍動します。心臓の拍動は交感神経と副交感神経の働きで自動的に調節されていて、運動したときや興奮したときは交感神経の活動が亢進（こうしん）して心拍数を増やします。

問題18の答え

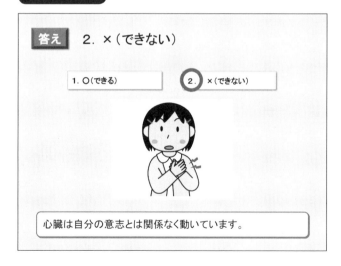

答え　2. ×（できない）

1. ○（できる）　　② 2. ×（できない）

心臓は自分の意志とは関係なく動いています。

問題19

 問 題 鼻から吸った空気はどこに行くでしょう？

1.口

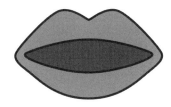

2.肺

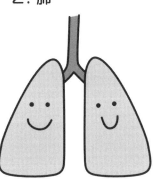

3.心臓

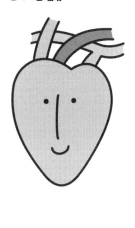

問題20

 問 題 つめは根元からのびる？

1.○（のびる）　　　　2.×（のびない）

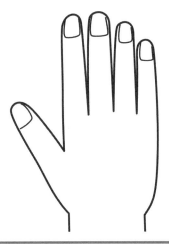

空気は鼻から入り咽頭、喉頭を通って、気管に入り気管支を経て左右の肺へ達します。気管支の先端は、直径0.1～0.2mmの袋状になった肺胞へと続き、肺胞は両肺で3～5億個あるといわれています。肺胞の表面には毛細血管がはり巡らされていて、血液中の二酸化炭素を酸素に置き換える働きをしています。

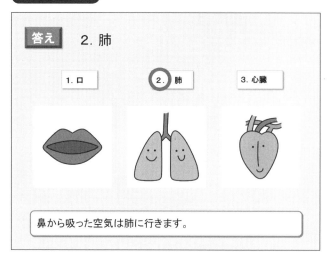

問題19の答え

答え　2. 肺

1. 口　　　②. 肺　　　3. 心臓

鼻から吸った空気は肺に行きます。

爪は、根元でつくられ、1日に約0.1mmずつ伸びていきます。主な成分は、ケラチンというたんぱく質です。爪の下には毛細血管があるので、健康な爪は薄いピンク色をしています。爪には指先を保護したり、力を入れたときに支えとなって物をつかみやすくしたり、微妙な感覚を感じ取ったり、足の爪には体重を支えたりする働きもあります。爪は長くなると汚れや菌が入りやすくなるので、常に短く切りそろえ、手洗いの際には爪と指の間の汚れをかき出すように洗いましょう。

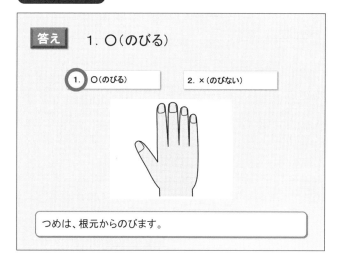

問題20の答え

答え　1. ○（のびる）

1. ○（のびる）　　2. ×（のびない）

つめは、根元からのびます。

問題21

骨や筋肉、関節などの体を支えたり、動かしたりする部分のことを〇〇といいます。〇〇に入る言葉はどれ？

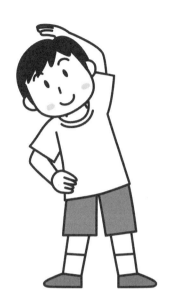

1. 運動器

2. 身体器

3. 健康器

問題22

健康診断の目的として当てはまるものはどれ？

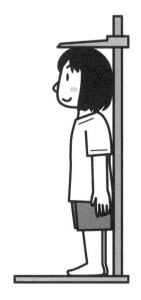

1. 健康状態や成長の様子を
　 知る

2. かくれている病気がない
　 かを調べる

3. 自分の体や健康について
　 関心を持つ

運動器は、体の支えの部分である骨格、衝撃を吸収する部分である関節や椎間板、体を動かしたり制御したりする筋肉、筋肉に信号を送る神経系で構成されます。筋肉のうち、骨格筋は自分の意志で動かすことができます。骨格筋の両端は腱となっており、骨の連結部である関節をまたいで両側の骨に付着しています。筋肉の収縮によって発生する力が腱を介して骨に伝わることで関節が動きます。運動は、このような動きの組み合わせで成り立ちます。

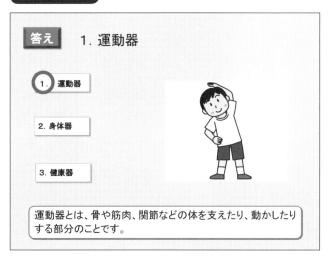

問題21の答え

答え　1. 運動器

1. 運動器

2. 身体器

3. 健康器

運動器とは、骨や筋肉、関節などの体を支えたり、動かしたりする部分のことです。

学校で行う健康診断には、学業やこれからの発育に支障の出るような疾病がないか、ほかの人に影響のあるような感染症にかかっていないかをスクリーニングする役割、現在の健康状態や成長状況を把握する役割、健診の結果について児童生徒が理解し関心を持つことで、今後予想される疾病などを予防するための健康教育に役立てる役割があります。なお、結果に応じて治療の指示や運動や作業の軽減などの適切な措置をとらなければなりません。

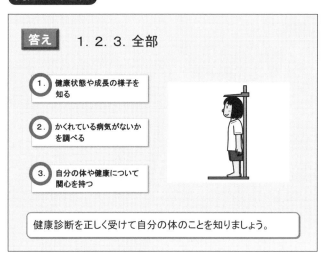

問題22の答え

答え　1. 2. 3. 全部

1. 健康状態や成長の様子を知る

2. かくれている病気がないかを調べる

3. 自分の体や健康について関心を持つ

健康診断を正しく受けて自分の体のことを知りましょう。

問題 健康診断を受けるときに注意することはどれ？

1. 前日は体や顔をきれいに洗っておく

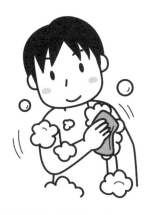

2. 下着やくつ下などには名前を書いておく

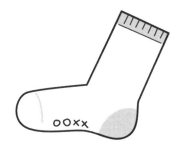

3. 自分の順番が来るまで静かに待つ

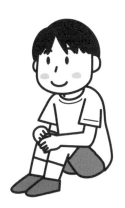

問題 健康診断の結果、「再検査」などといわれたらどうする？

1. 病院でなるべく早くみてもらう

2. 気が向いたときに病院に行ってみてもらう

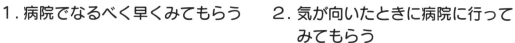

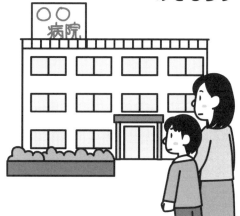

健康診断では、心臓や呼吸音の聴診や心電図の検査、胸郭や両肩、肩甲骨などのゆがみを調べる際に、上半身を裸にしたり触ったりする必要があります。体を清潔にしておくこと、下着や靴下に名前を書いておくことなどが必要です。また、騒がしいと診察や検査に影響があるので静かに待ちましょう。正確な健康状態の把握のために、心構えを持って受診しましょう。

問題23の答え

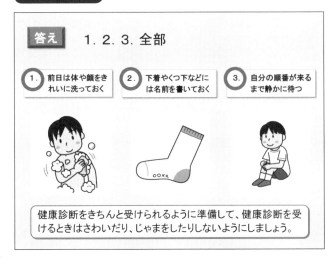

健康診断で、検査による数値などが異常だったときに、それが一時的な変動だったのかを確認するためにもう一度同じ検査が必要になると、「再検査」となります。学校で行う健康診断は、早期発見を目的としているので、正常値から外れた場合は「再検査」となります。一方、治療が必要かどうかを確認するためにより詳しい検査が必要な場合は、「要精密検査」となります。いずれの場合も、なるべく早く医療機関を受診しましょう。

問題24の答え

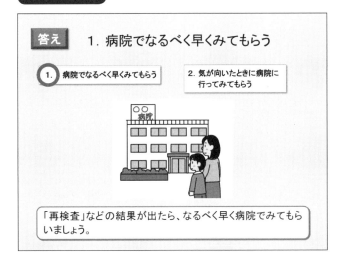

問題1

 問題 早くねてたっぷりすいみんをとることで起こることはどれ？

1. 体のつかれがとれる

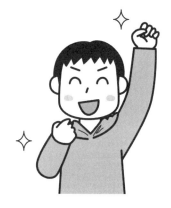

2. 体が成長する

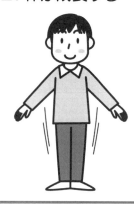

3. 覚えたことを忘れないようになる

際 腹
熟 常

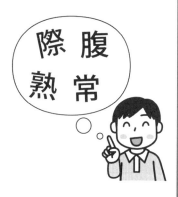

問題2

 問題 朝ごはんにはどんな効果がある？

1. 体や脳が目覚める

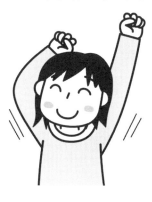

2. うんちが出やすくなる

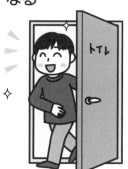

3. 頭をぼーっとさせる

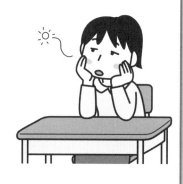

睡眠には、入眠直後に現れる深い睡眠であるノンレム睡眠と、目覚めかけの状態であるレム睡眠があります。ノンレム睡眠時には成長ホルモンが分泌され、体の組織を修復して疲れをとったり、成長期の子どもの体を成長させたりします。レム睡眠時は、体は休んだ状態で脳が働くことで、記憶や感情を整理します。

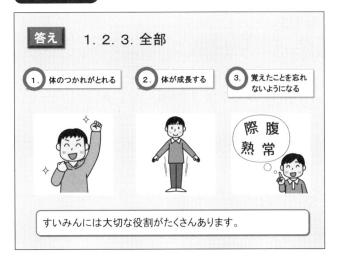

私たちの体は睡眠中にもエネルギーを消費しているため、朝起きたときには、体や脳の活動に必要なエネルギーが不足した状態になっています。朝食は、エネルギーを補う効果があるだけではなく、体温を上昇させたり、血流を増加させたり、しっかりかむことで脳に刺激を伝え、体や脳を目覚めさせたりする効果があります。また、胃に食べ物が送り込まれると、腸や大腸が動き始め、排便にもつながります。

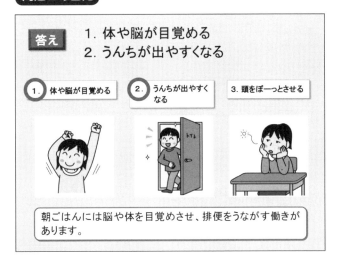

問題3

問 題　朝ごはんの説明として正しいものはどれ？

1. 朝ごはんを食べないとお昼ごはんも食べたくなくなる

2. 朝ごはんを食べると体温が上がる

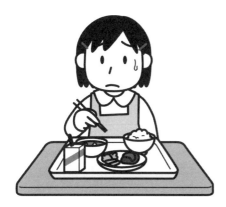
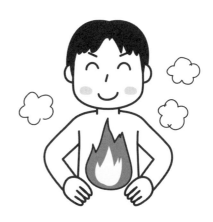

問題4

問 題　すいみんについての説明で正しいものはどれ？

1. すいみん不足のときは休日にねだめして補う

2. 休日も平日と同じ時間にねるようにする

3. 起きる時間を毎日変える

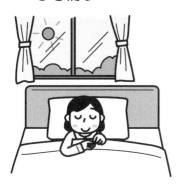
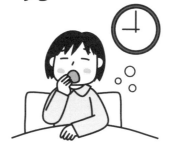

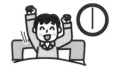

朝食は、睡眠中に不足したエネルギーを補う役割とともに、体温を上昇させる効果もあります。朝食を欠食して空腹の時間が長くなると、脳の活動に必要なブドウ糖をつくるために筋肉が分解されます。すると体は飢餓状態と認識し、昼食や夕食をたくさんとるようにと脳から指令が出て、食べ過ぎの原因となります。また、食事の回数を減らすと、肝臓での中性脂肪やコレステロールの合成が進み、体脂肪が蓄積されるため、その結果、肥満や脂質異常症の原因にもなります。

問題3の答え

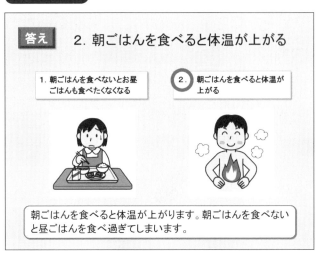

答え　2. 朝ごはんを食べると体温が上がる

1. 朝ごはんを食べないとお昼ごはんも食べたくなくなる

2. 朝ごはんを食べると体温が上がる

朝ごはんを食べると体温が上がります。朝ごはんを食べないと昼ごはんを食べ過ぎてしまいます。

睡眠中には、様々なホルモンが分泌されます。成長期の子どもの体を成長させ、成人では組織の損傷を修復することで疲労回復に役立つ成長ホルモンは寝入りばなに、体温を上げて覚醒を促すコルチゾールは起床前に、寝つきをよくするメラトニンは朝の光を浴びてから14〜16時間後に増え始めます。これらのリズムを維持するためには、適度な運動や、ぬるめの湯での入浴、しっかりした朝食などの生活習慣のほか、就寝・起床時間を変えないことが効果的です。

問題4の答え

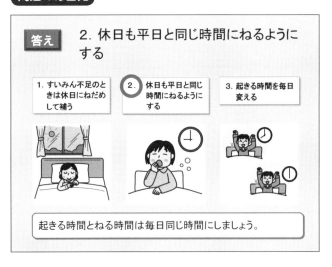

答え　2. 休日も平日と同じ時間にねるようにする

1. すいみん不足のときは休日にねだめして補う

2. 休日も平日と同じ時間にねるようにする

3. 起きる時間を毎日変える

起きる時間とねる時間は毎日同じ時間にしましょう。

問題5

問題 ミュータンス菌は口の中の食べかすをえさにして酸をつくり、その酸が歯をとかすとむし歯になります。ミュータンス菌のえさになりやすいおやつはどれ？

1. ナッツ

3. クッキー

2. せんべい

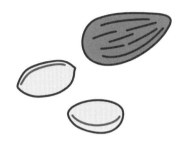

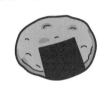

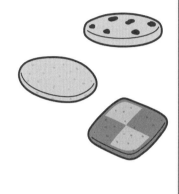

問題6

問題 あまいおやつやジュースなどを、少しの量でもだらだら食べ続けると、むし歯になりやすい？

1. ○（むし歯になりやすい）　　2. ×（むし歯になりにくい）

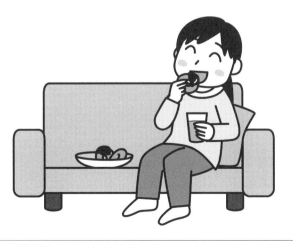

ミュータンス菌は糖を原料として粘着性の物質をつくり出して、歯の表面に張りつきます。ここに、ミュータンス菌自身や、ほかの酸を産生する菌が定着してプラークと呼ばれる歯垢（しこう）のかたまりができます。プラーク内で増殖したこれらの菌が、食べ物や飲み物に含まれる糖を原料として酸を産生すると、歯の表面が溶け出し、むし歯につながります。糖分を多く含む甘いおやつはむし歯になりやすいといえます。

問題5の答え

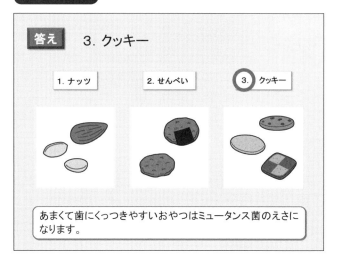

答え　3. クッキー

1. ナッツ　　2. せんべい　　3. クッキー

あまくて歯にくっつきやすいおやつはミュータンス菌のえさになります。

むし歯は、ミュータンス菌が食べ物に含まれる糖を原料としてつくり出した酸が歯を溶かすことで起こります。むし歯を予防するためにはミュータンス菌を減らすことと、口の中に酸の原料となる糖分が残る時間を短くすることが重要です。間食はなるべく控え、だらだらと食べずに時間を決めて食べること、食後には3分間歯磨きを行い、1日1回は歯間ブラシやデンタルフロスを使って歯の間の歯垢（しこう）を丁寧に落とすことを心がけましょう。

問題6の答え

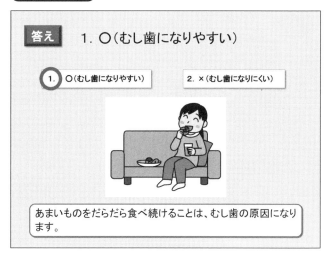

答え　1. ○（むし歯になりやすい）

1. ○（むし歯になりやすい）　　2. ×（むし歯になりにくい）

あまいものをだらだら食べ続けることは、むし歯の原因になります。

問題7

問題 ミュータンス菌のすみかである歯こうを落とすにはどうしたらいい？

1. 水でのブクブクうがい

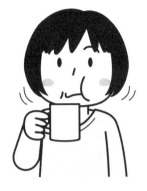

2. 歯みがき

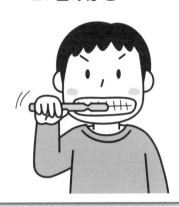

3. 水を飲む

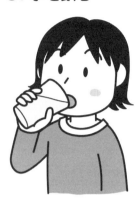

問題8

問題 骨や筋肉などの発達をうながす成長ホルモンがたくさん出るのはいつ？

1. 午前中

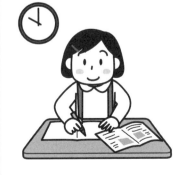

2. 午後

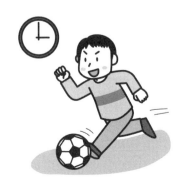

3. 深夜

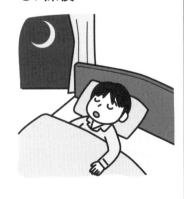

　歯垢は、ミュータンス菌が糖を分解して産生した粘着性の物質にミュータンス菌自身や、酸を産生するほかの菌が張りつき、定着したものです。歯垢を除去するには歯磨きによる物理的な方法と、抗菌作用を持つ洗口剤を使ってうがいをする化学的な方法があります。洗口剤は、ある程度の歯垢除去効果は期待できますが、歯磨きをおろそかにしてはいけません。また、歯垢が取りにくい歯の間には、歯間ブラシやデンタルフロスなどを活用するとよいでしょう。

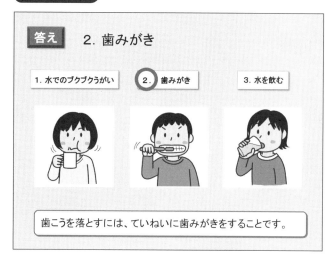

問題7の答え

答え　2. 歯みがき

1. 水でのブクブクうがい　　2. 歯みがき　　3. 水を飲む

歯こうを落とすには、ていねいに歯みがきをすることです。

　成長ホルモンは、寝入りばなの深い睡眠（ノンレム睡眠）時に集中して脳下垂体から分泌されます。成長期の子どもの体を成長させ、成人の組織の損傷を修復することで疲労回復に役立ちます。成長ホルモンが最も分泌されるのは、眠り始めてから3時間くらいの間ですので、規則正しい生活をする人では深夜に分泌されます。

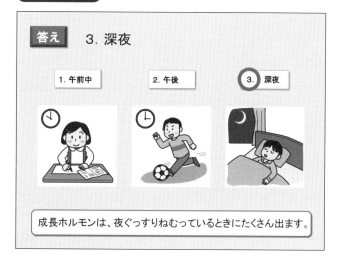

問題8の答え

答え　3. 深夜

1. 午前中　　2. 午後　　3. 深夜

成長ホルモンは、夜ぐっすりねむっているときにたくさん出ます。

問題9

問題 歯みがきで、歯ブラシを歯に当てるときの力は、どのくらいが適切でしょう？

1. 200グラム

2. 500グラム

3. 1500グラム

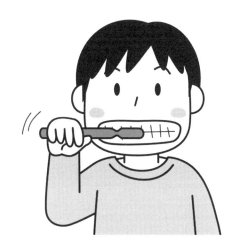

問題10

問題 歯ぐきの病気 "歯周病" と関係するといわれている病気はどれ？

1. 心臓病

3. がん

2. 肺炎

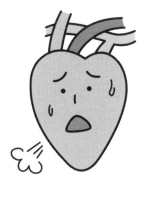

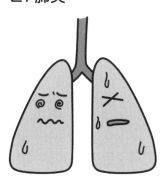

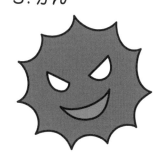

歯磨きの方法には、毛先を歯軸に垂直に当て、水平方向に小刻みに動かす「スクラッピング法」、毛束を歯の長軸に対して45度に当て毛先が歯肉溝のポケットに入るようにして水平方向に小刻みに動かす「バス法」などがあります。200g程度の軽い力で、5〜10mmの幅を目安に小刻みに動かします。磨く順番を決めて、磨き残しのないようにしましょう。

問題9の答え

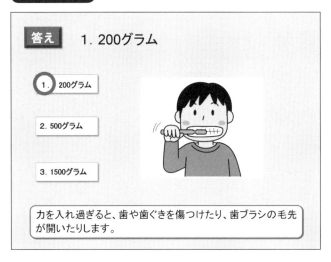

むし歯や歯周病は、口腔内の細菌感染によって発症することが解明されていますが、近年の基礎研究や人を対象とした疫学研究から、口腔内の感染症は、様々な全身疾患の原因となることがわかってきました。むし歯や歯周病が進行すると歯を失ってしまうことになりますが、この喪失した歯の数が多いほど、がん死亡や循環器疾患死亡、肺炎による死亡のリスクが高いことが明らかになっています。

問題10の答え

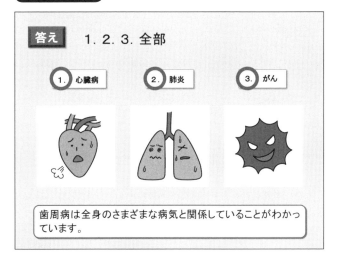

問題11

問 題　手洗いが必要なのはどんなとき？

1. トイレの後

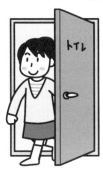

2. 外から帰った後

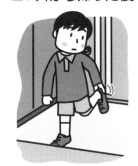

3. 鼻をかんだ後

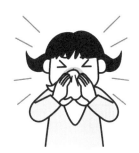

4. 食事の前

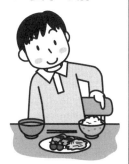

 問題12

問 題　それぞれの消化器とその働きを正しく組み合わせましょう。

1. 胃

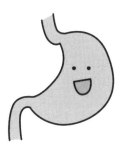

2. かん臓

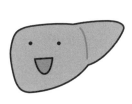

3. 小腸

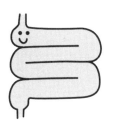

4. 大腸

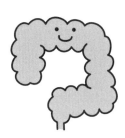

A. いろいろな
ものを分解する

B. 栄養分を
吸収する

C. 水分を吸収
する

D. 食べ物を
一時的にためる

感染症の原因となる細菌やウイルスなどの病原微生物は、ヒトの手を介して運ばれます。特に食品を扱うときに、手に微生物がついていると、食品に移り、そこで増殖してしまいます。病原微生物の増殖した食べ物を食べると、食中毒を起こす危険性があります。一時的に手についた病原微生物は洗い落とすことができます。病原微生物はあらゆる場所に存在しますので、トイレの後、外出から帰ったとき、鼻をかんだ後、食事の前などには必ず手を洗うようにしましょう。

問題11の答え

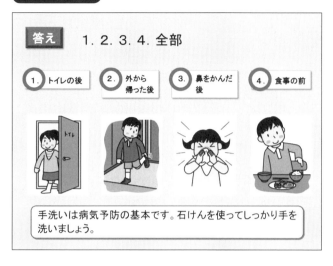

答え　1．2．3．4．全部

1．トイレの後　　2．外から帰った後　　3．鼻をかんだ後　　4．食事の前

手洗いは病気予防の基本です。石けんを使ってしっかり手を洗いましょう。

胃は、食道から送られた食物を一時的にためて少しずつ十二指腸に送るほか、胃酸や消化酵素を分泌して食べ物についた細菌を殺菌して腐敗を防いだり、たんぱく質を分解したりします。その後、小腸ではさらに食べ物の分解が進み、栄養分が吸収されます。残りは泥状で、大腸を通過する間に、水分が吸収され、大便がつくられます。肝臓は栄養素の代謝や、脂質の吸収に必要な胆汁の生成など、消化に関わる働きのほか、アルコールや薬の代謝など、様々な働きがあります。

問題12の答え

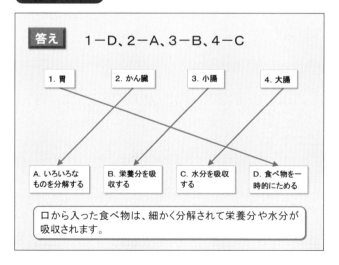

答え　1－D、2－A、3－B、4－C

1．胃　　2．かん臓　　3．小腸　　4．大腸

A．いろいろなものを分解する　　B．栄養分を吸収する　　C．水分を吸収する　　D．食べ物を一時的にためる

口から入った食べ物は、細かく分解されて栄養分や水分が吸収されます。

問題13

問 題 便秘の原因として考えられるものはどれ？

1. ストレス

2. 運動不足

3. 野菜不足

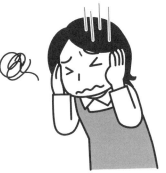
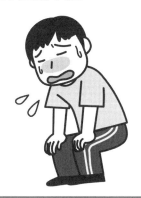
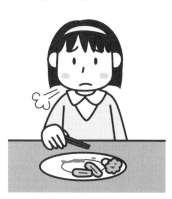

問題14

問 題 生活習慣病になった人の血管には〇〇〇がたまって細くなり、血流が悪く、つまりやすくなります。〇〇〇に入るのはなに？

1. ウイルス

2. 糖分

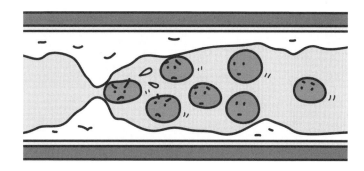

3. しぼう

便秘は、ストレスや生活習慣の乱れ、運動不足などによって起こりますが、病気が原因で起こる場合もあります。便秘の予防には、規則正しい生活、朝食後に余裕をもってトイレに座る習慣、十分な運動習慣、こまめな水分摂取、野菜などの食物繊維を含む食品の摂取が重要です。ごぼうなどに含まれる不溶性の食物繊維が水分を保持し、便のかさを増して腸を刺激して便通を促します。海藻類に含まれる水溶性の食物繊維には、整腸効果が期待できます。

問題13の答え

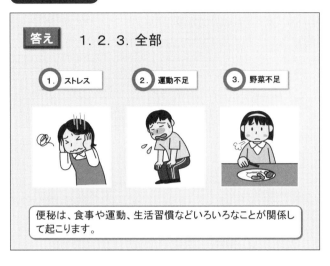

生活習慣病には、がん、心疾患、脳血管疾患、高血圧、糖尿病、脂質異常症、慢性閉塞性肺疾患などがあります。脂質異常症は、血液中のコレステロールや中性脂肪などの脂質（脂肪）が異常な状態をいいます。脂質異常症では、血管の壁の中に脂質が入っていき、プラークと呼ばれるかたまりをつくります。プラークが大きくなると血流が悪くなります。さらに、プラークが破れると補修のために血小板が集まって血栓ができ、血管が詰まりやすくなります。

問題14の答え

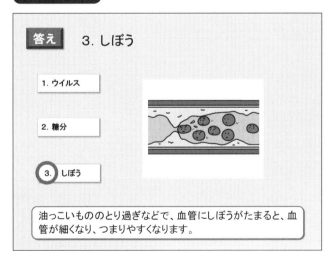

問題15

> **問題** 生活習慣病になりやすい生活習慣はどれ？

1. かたよった食生活

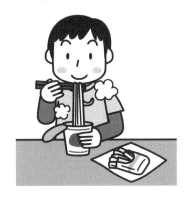

2. 運動不足

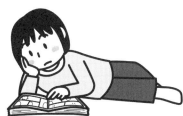

3. すいみん不足

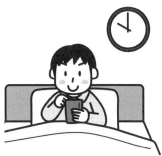

 問題16

> **問題** ねる直前までテレビを見たりゲームなどをしたりすると、すいみんによくないえいきょうがある？

1. ○（ある）　　　　　　2. ×（ない）

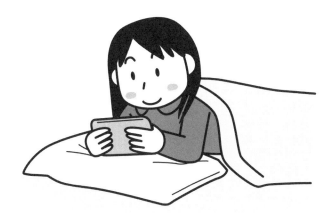

生活習慣病とは、食習慣、運動習慣、睡眠・休養などの生活習慣がその発症や進行に関与する疾患のことをいいます。夜遅い時間や、偏った栄養の食事は肥満の原因となり、糖尿病や高血圧、高脂血症、循環器疾患、大腸がんなどにかかるリスクが高まります。運動不足ではインスリンの働きが悪くなり、糖尿病のリスクが高まります。睡眠不足は日中の活動性低下から肥満につながり、様々な生活習慣病の原因となります。

問題15の答え

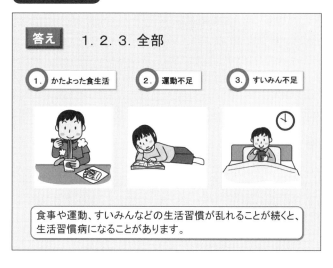

答え　1. 2. 3. 全部

1. かたよった食生活　　2. 運動不足　　3. すいみん不足

食事や運動、すいみんなどの生活習慣が乱れることが続くと、生活習慣病になることがあります。

テレビやゲーム、パソコンやスマートフォンなどの画面から発せられるブルーライトによる光刺激は、睡眠をもたらすホルモンであるメラトニンの分泌を抑制するため、入眠と睡眠の質に影響を与えます。また、夜更かしによる睡眠不足が、朝の起床障害や日中の意欲・気力の減退や疲労感につながります。メラトニンは起床後日光を浴びて14～16時間後に分泌されますが、朝起きられないとその分泌が遅れたり不規則になったりするため、睡眠に悪影響を及ぼします。

問題16の答え

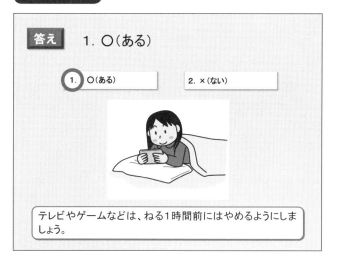

答え　1. ○（ある）

1. ○（ある）　　2. ×（ない）

テレビやゲームなどは、ねる1時間前にはやめるようにしましょう。

問題17

問題 運動による効果として、筋肉の発達のほかに肺の機能も発達する？

１．○（する）　　　　　　　　２．×（しない）

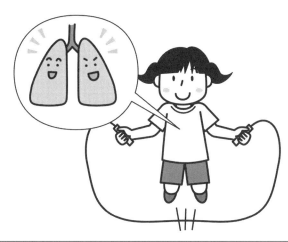

問題18

問題 生活リズムを整えるために朝起きてからするといいことはなに？

１．水を飲む　　　　　　　　　　　　３．朝日を浴びる

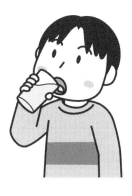

２．顔を洗う

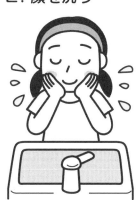

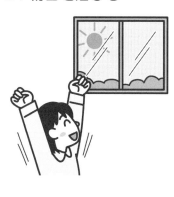

ウオーキングや水泳などの有酸素運動は、骨格筋中の毛細血管を増やすことで筋肉を発達させたり、呼吸筋を発達させることで肺の機能を向上させたり、心筋を発達させることで心臓の機能を発達させたりします。また、負荷のかかる運動で、骨格筋に小さな傷ができると、その損傷部位に筋肉の細胞が集まって補修したり、新たな筋繊維をつくったりしながら再生し、筋肉が発達していきます。

問題17の答え

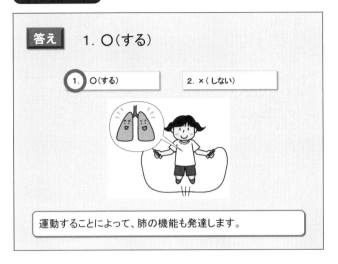

私たちの体には「体内時計」と呼ばれる機能があり、約25時間の周期で睡眠や体温、血圧、ホルモンの分泌などを調整しています。１日は24時間周期なので、ずれを調整する必要がありますが、朝日を浴びると、体内時計がリセットされ、１日の生活リズムが整います。朝、顔を洗うことで、覚醒が促され、起きてすぐに水を飲むことで、腸が刺激されて排便を促します。

問題18の答え

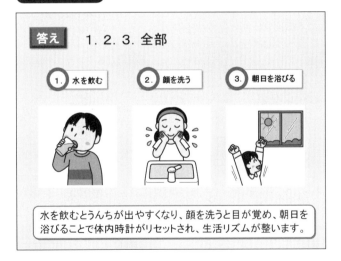

問題19

問題 生活習慣病の予防として正しいものはどれ？

1. おやつは量を決めて
とり過ぎない

2. ジュースはどれだけ
飲んでもいい

3. 運動や体を動かす
遊びをする

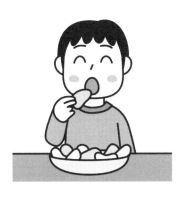

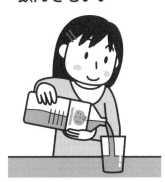

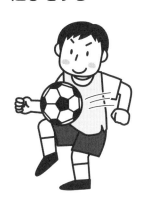

問題20

問題 スマートフォンやゲームのやり過ぎによって起こることはどれ？

1. 視力低下

2. すいみん不足

3. 運動不足

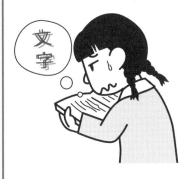

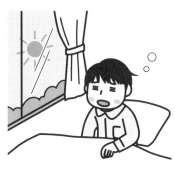

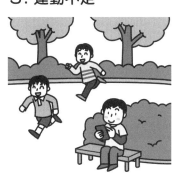

生活習慣病の予防には、食習慣、運動習慣、睡眠・休養などを適正に維持することが大切です。食べ過ぎたり、おやつやジュースをとり過ぎたりすると、糖や脂質、塩分の過剰摂取になってしまいます。間食は量を決めてとり過ぎないようにしましょう。とり過ぎた糖や脂質などは、運動や体を動かす遊びをすることで消費することができます。運動は、生活習慣病の予防や治療にも効果的です。

問題19の答え

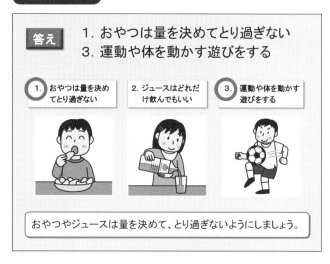

スマートフォンやゲームの過剰使用は、視力の低下や、睡眠不足、運動不足につながるだけではなく、さらには、睡眠障害や不登校のリスク、発達障害症状の悪化との関連が報告されています。また、近年、オンラインゲームやSNS、家庭用ゲームなどを対象とする依存症の問題が増えており、2019年5月に世界保健機構（WHO）がゲーム障害を精神疾患として認定しました。スマートフォンやゲームはルールを守り、時間を決めて使いましょう。

問題20の答え

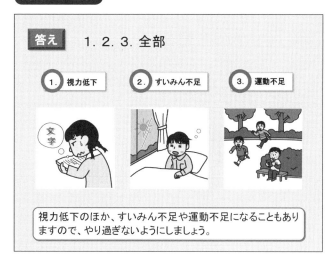

問題21

問題 不安やなやみごとなどのストレスが続くと体の調子が悪くなることがある？

1.○（ある）　　　　　2.×（ない）

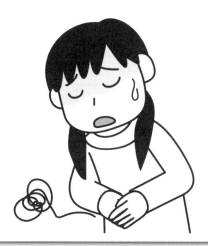

問題22

問題 イライラしたり、落ち込んだり、いやなことがあったりして、心が不安定になったときはどうしたらいい？

1. 好きなことをする　　　　　　3. ものに当たる

2. ぼーっとする

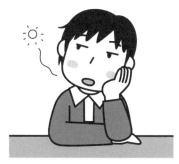

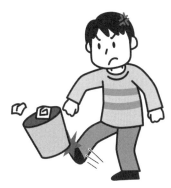

人間は本来、平常状態を維持する能力が備わっていますが、不安や悩み、恐怖などのストレスが大き過ぎたり、急に増えたり、ストレスの受け手の対処能力が弱っていたりすると、心や体にひずみが生じます。心のサインとしてはイライラや気分の落ち込み、やる気の低下など、体のサインとしては肩こりや頭痛、腹痛などや、睡眠障害、食欲低下や過多、下痢や便秘、めまいや耳鳴りなどがあります。早めにストレスに気づいて適切に休むことが大切です。

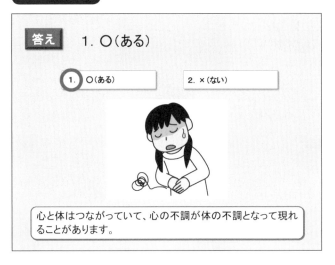

問題21の答え

答え　1. ○（ある）

1. ○（ある）　　2. ×（ない）

心と体はつながっていて、心の不調が体の不調となって現れることがあります。

適度なストレスは、集中力とやる気を高めますが、ストレスが大き過ぎたり、急に増えたりして、対処できないと、心や体にひずみが生じます。ストレスのサインに気づいたら、できるだけ早めに対処しましょう。誰かに話を聞いてもらったり、気分転換をしたり、ゆっくり休んだりしましょう。それでも、心が不安定な状態が長く続いたり、何もする気になれなかったりしたときには、一人で悩まないで早めに周囲の人に相談しましょう。

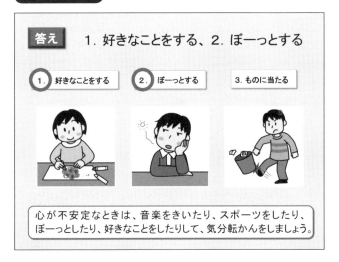

問題22の答え

答え　1. 好きなことをする、2. ぼーっとする

1. 好きなことをする　　2. ぼーっとする　　3. ものに当たる

心が不安定なときは、音楽をきいたり、スポーツをしたり、ぼーっとしたり、好きなことをしたりして、気分転かんをしましょう。

問題23

 問題 食品は体の中での働きによって３つのグループに分けられます。正しい組み合わせはどれでしょう？

1. 野菜、果物、
   きのこなど

2. 肉、魚、卵、牛乳
   など

3. 米、パン、いも、
   砂糖、油など

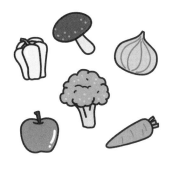 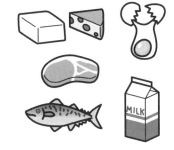 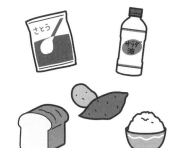

A．赤の食品　　　　　B．黄の食品　　　　　C．緑の食品

問題24

 問題 赤、黄、緑それぞれの食品の働きを、正しく組み合わせましょう。

1. 赤の食品

2. 黄の食品

3. 緑の食品

A．体をつくるもと
　になる

B．体の調子を整える

C．エネルギーのもと
　になる

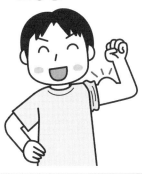 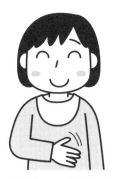 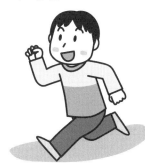

「3つの食品グループ」は、肉、魚、牛乳、乳製品、豆などの体をつくるもとになる「赤の食品」、米、パン、麺類、いも類、油、砂糖など、エネルギーのもとになる「黄色の食品」、野菜、果物、きのこ類など、体の調子を整えるもとになる「緑の食品」の3つのグループに分類されます。栄養素の考え方に加え、「食事バランスガイド」を活用することで、何をどれだけ食べれば偏りのない食事になるかを理解できるようになることが重要です。

問題23の答え

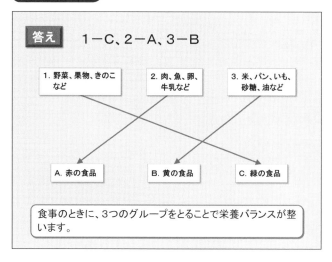

答え　1－C、2－A、3－B

| 1. 野菜、果物、きのこなど | 2. 肉、魚、卵、牛乳など | 3. 米、パン、いも、砂糖、油など |

A. 赤の食品　B. 黄の食品　C. 緑の食品

食事のときに、3つのグループをとることで栄養バランスが整います。

食品に含まれている栄養素の分類は、「五大栄養素」、「3つの食品グループ」、「6つの基礎食品群」などがあります。「五大栄養素」は、炭水化物、脂質、たんぱく質、無機質、ビタミンの5つの栄養素のことです。「3つの食品グループ」は、体をつくるもとになる赤の食品、エネルギーのもとになる黄色の食品、体の調子を整えるもとになる緑の食品の3つのグループに分類されます。「6つの基礎食品群」は、食品を1群から6群に分類しています。

問題24の答え

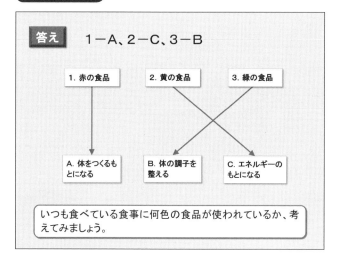

答え　1－A、2－C、3－B

| 1. 赤の食品 | 2. 黄の食品 | 3. 緑の食品 |

A. 体をつくるもとになる　B. 体の調子を整える　C. エネルギーのもとになる

いつも食べている食事に何色の食品が使われているか、考えてみましょう。

問題25

 問 題 日本人の死亡原因として多い生活習慣病は、心臓病、脳卒中と、あとひとつはなに？

1. かぜ

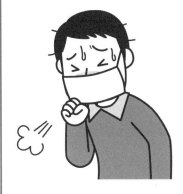

2. がん

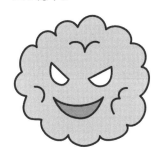

3. ストレス

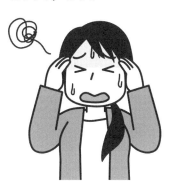

問題26

 問 題 水分補給のときにジュースなどのあまい飲み物ばかりを飲んでいると、病気になることがある？

1. ○（ある）　　　　　2. ×（ない）

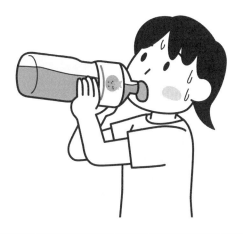

平成30年度の日本人の死亡原因は、がん（27.4％）、心疾患（15.3％）、老衰（8.0％）、脳血管疾患（7.9％）、肺炎（6.9％）と続きます。一番多い死亡原因は年代によって異なります。0〜4歳では先天性の疾患、5〜9歳では事故、10〜14歳はがん、15〜39歳は自殺、40〜89歳はがん、90〜94歳は心疾患、95〜99歳は老衰となっています。

問題25の答え

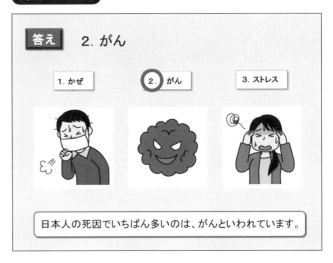

答え　2. がん

1. かぜ　　2. がん　　3. ストレス

日本人の死因でいちばん多いのは、がんといわれています。

清涼飲料やスポーツドリンクには500mL当たり糖分を50gも含むものがあります。水分補給に清涼飲料ばかり飲んでいると、肥満や糖尿病などの生活習慣病やむし歯の原因になります。また、糖尿病にかかると高血糖で喉が渇きますが、このとき、清涼飲料ばかり多量に飲むと糖質の過量摂取となり、インスリン分泌の低下や抵抗性の増大を来し、糖毒性が生じて代謝異常や脱水が進行してしまいます。このような病態は、ペットボトル症候群と呼ばれています。

問題26の答え

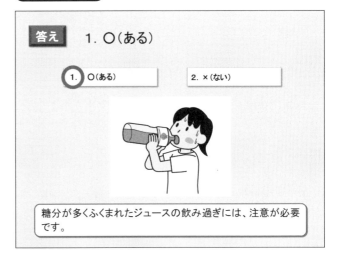

答え　1. ○（ある）

1. ○（ある）　　2. ×（ない）

糖分が多くふくまれたジュースの飲み過ぎには、注意が必要です。

救急医療のかかり方

　休日や夜間に急に具合が悪くなったり、けがをしたりしたときなど、「救急医療機関を受診した方がいいのか」、「救急車を呼んだ方がいいのか」など、緊急性の判断は難しいものです。緊急性が高い場合は、迷わず救急車を要請して、適切な医療機関に搬送してもらう必要がありますが、一方で、救急車や救急隊員の数は限られていますので、症状の軽い場合に安易に救急要請することは望ましくありません。では、どのような症状があるときに、救急車を呼んだ方がいいのでしょうか？

　児童の場合、以下のような例では、すぐに「119番」しましょう。

顔 唇の色が紫色、顔色が明らかに悪い	**おなか** 激しい下痢や嘔吐で水分がとれず、食欲がなく意識がはっきりしない、 激しい痛みで苦しがる、嘔吐が止まらない、便に血が混じった	**のみ込み** 物を喉に詰まらせて、呼吸が苦しい、意識がない
胸 激しいせきやゼーゼーして苦しそう、呼吸が弱い		**じんましん** 虫に刺されたり、食べ物を食べて全身にじんましんが出て顔色が悪くなった
手足 硬直している	**意識障害** 意識がない（返事がない）または、おかしい（もうろうとしている）	**やけど** 痛みがひどい、広範囲におよぶ
頭 痛がってけいれんがある、強くぶつけて出血が止まらない、意識がない、けいれんがある	**けいれん** 止まらない、止まっても意識が戻らない	**事故** 交通事故にあった（強い衝撃を受けた）、水に溺れている、高いところから落ちた

　緊急性を自分で判断できない場合もあると思います。そのようなときに利用できる手段があります。

　消防庁が提供している全国版救急受診アプリ「Q助（きゅーすけ）」は、当てはまる症状を画面上で選択していくと救急度の目安と必要な対応が表示され、緊急性が高い場合はアプリから119番に電話できるようになっています。緊急時に備えてスマートフォンにインストールしておくとよいでしょう。小児救急電話相談事業（＃8000）は、全国同一の短縮番号＃8000をプッシュすると、その地域の相談窓口に自動転送され、休日や夜間の子どもの症状への対処に関して、小児科医や看護師に相談できます。そのほか、実施地域は限られますが、救急安心センター事業（＃7119）は、＃7119にかけると、診察可能な医療機関の情報、救急車を要請すべきかや、症状に応じた応急手当のアドバイスがもらえます。

　救急医療を担う医療従事者の数には限りがあります。緊急性を正しく判断するとともに、体調が悪いときには診療時間内に早めに受診をしましょう。

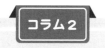

スマートフォンの使い方

　内閣府が2018年に実施した青少年のインターネット利用環境実態調査（2019年３月報告）によると、高校生の99.4%、中学生の78.0%、小学生の35.9%が自分専用のスマートフォンを利用しており、その利用内容は、高校生ではコミュニケーション（89.7%）や動画視聴（87.4%）、中学生では動画視聴（80.9%）やゲーム（74.1%）、小学生ではゲーム（81.5%）や動画視聴（66.1%）が上位を占めることが明らかになりました。また、１日平均の利用時間は高校生217分、中学生164分、小学生118分と学校種が上がるにつれて長くなっていました。このように、インターネットやスマートフォンは非常に便利なツールとして子どもたちの生活の一部になっています。その一方で、インターネットの不適切な利用によってトラブルや犯罪に巻き込まれるなど、社会問題にもなっています。次世代を担う子どもたちには、インターネットの特性を理解し、うまく活用する能力（情報リテラシー）が求められています。

　SNSを利用する際は、相手の気持ちを考えてコミュニケーションをとること（相手を傷つけるような言葉遣いやスタンプ使いをしない、無断で人の写真を公表しない、夜遅くにメッセージを送らないなど）、写真や個人情報をインターネット上に載せないこと（写真の背景やGPS情報から住所が特定されたり、拡散されたり、悪用されたりしてしまう危険がある）、夢中になり過ぎないこと（依存症になると、睡眠不足や体調不良の原因になったり、高額な請求が発生する危険がある）、他人を傷つける書き込みや権利を侵害したりしないこと（著作権を侵害することを知って動画を見るのは違法に当たる、他人の悪口を書き込むことでトラブルに巻き込まれる危険がある）、情報をうのみにしないこと（信憑性はあるのか、情報発信者の意図は何か）などの基本的なルールと正しい活用能力を子ども自身に身につけさせることが重要です。

　子どもがインターネットやスマートフォンを使用する際には、携帯電話会社などが提供する「フィルタリングサービス」の設定をすることで、不適切な情報（薬物・成人動画など）へのアクセスを遮断したり、インターネット上でのトラブルを防いだりするのに役立ちます。サイトやアプリがブロックされた際には、「なぜこのサイトやアプリを使ってはいけないのか」、その理由を子どもと一緒に話し合うことで、情報リテラシーの向上につなげましょう。

問題1

問題 防犯ブザーはどこにつけておく？

1. すぐに手が届く
ところにつける

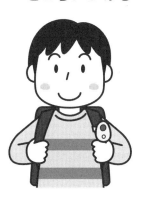

2. 手に持っておく

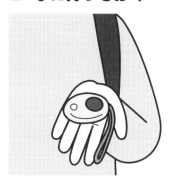

3. ランドセルの中に
しまっておく

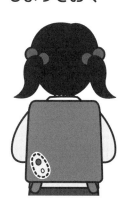

 問題2

問題 交通ルールで正しいものはどれ？

1. 信号が点めつして
いたら走ってわたる

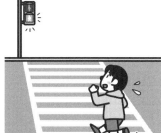

2. 横断歩道は左右を
見てからわたる

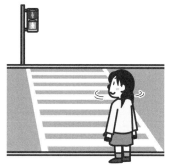

3. 青信号になったら
左右を見ずにわたる

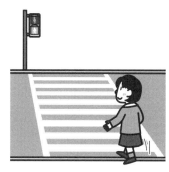

　防犯ブザーは、犯罪などに巻き込まれそうになった際に周囲の人々へ助けを求めるために使う役割があり、目につく場所に携帯していることで、犯罪行為の抑止に効果があります。「いざ」というときにすぐに使えるように、すぐ手が届くところにつけておき、使い方の練習もしておきましょう。また、最低1か月に一度は点検を行い、防犯ブザーが使えるかを確認しておきましょう。

問題1の答え

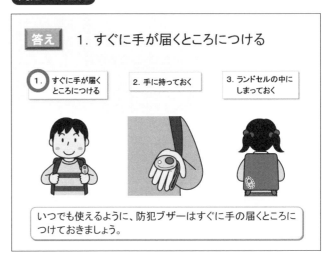

　歩行者にも、道路の利用者として守るべき交通ルールがあります。信号機の指示は必ず守らなければなりません。歩行者用信号機で青信号が点滅しているときは、横断を始めてはいけません。横断中に点滅し始めたら、急いで渡り終わるか、引き返さなければなりません。また、青信号になっていても車が来るかもしれません。道路を渡る前には必ず左右を確認しましょう。

問題2の答え

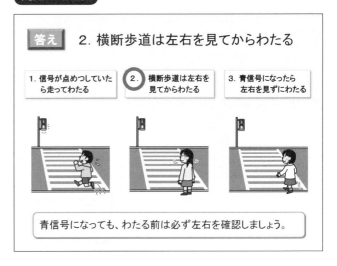

問題3

問 題　踏切のしゃ断機が下りているとき、電車が遠ければ、しゃ断機をくぐってもいい？

1．○（くぐってもいい）　　　　2．×（くぐってはいけない）

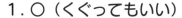

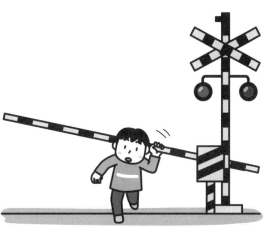

問題4

問 題　自転車に乗る前にチェックするところはどこ？

1．ベルが鳴るか　　　　　　　　　　3．タイヤに空気が
　　　　　　　　　　　　　　　　　　　　入っているか

2．ライトがつくか

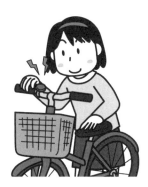
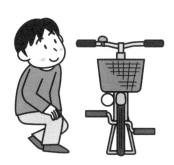
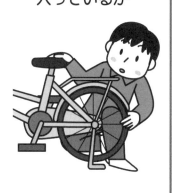

踏切の手前では必ず立ち止まって、左右の安全を確かめましょう。一方からの列車が通り過ぎてもすぐ反対側から列車が来ることがありますので、注意しましょう。警報機が鳴っているときや遮断機が降り始めてから踏切内に入ってはいけません。特急電車は時速130km以上の速度ですので、遠くに見えてもあっという間に近づきます。

問題3の答え

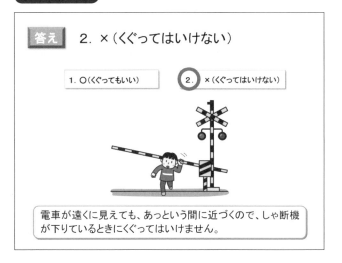

答え　2.　×（くぐってはいけない）

1.　○（くぐってもいい）　　2.　×（くぐってはいけない）

電車が遠くに見えても、あっという間に近づくので、しゃ断機が下りているときにくぐってはいけません。

自転車に乗る前には、サドルが固定されているか、サドルにまたがったときに両足の先が地面につくか、ハンドルの角度は正しく固定されているか、ペダルが曲がって滑る恐れはないか、チェーンは緩み過ぎていないか、ブレーキは前・後輪ともよく効くか、ベルはよく鳴るか、ライトは明るいか、タイヤに空気は十分入っているかなどについてチェックして、悪い箇所があれば整備に出しましょう。

問題4の答え

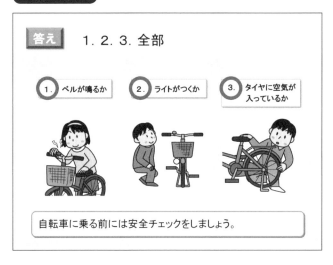

答え　1. 2. 3. 全部

1.　ベルが鳴るか　　2.　ライトがつくか　　3.　タイヤに空気が入っているか

自転車に乗る前には安全チェックをしましょう。

問題5

問 題　自転車の乗り方でまちがっているものはどれ？

1. 車道の左側を走る

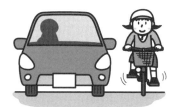

2.「一時停止」の標識が
　ある場所では止まる

3. ヘッドホンで音楽を
　ききながら運転する

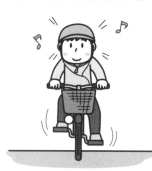

問題6

問 題　自転車のライトは、自分の進む道を照らすだけではなく、ほか
の人や車に自分の存在を知らせる役割もある？

1. ○（ある）　　　　　　2. ×（ない）

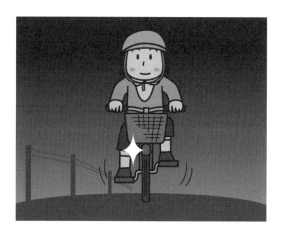

自転車は、歩道と車道の区別のある道路では、車道を通るのが原則です。車道や自転車道の左端に沿って通行し、交差点は信号が青になってから横断します。「一時停止」の標識の所では、一時停止をして、安全を確かめなければなりません。携帯電話の通話や操作、傘差し、物を担いでの片手運転、ヘッドホンなどの使用による周囲の音が聞こえない状態での運転は、不安定になり、周囲の交通の状況に対する注意が不十分になるのでやめましょう。

問題5の答え

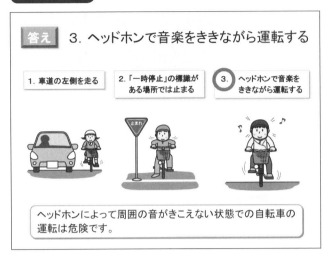

問題6の答え

自転車のライトは、約10m前方を明るく照らし、進路がよく見えるようにする役割のほか、前方から向かってくる人や車に自分の存在を知らせる役割もあります。ライトが壊れていたり、尾灯や、後部と側部に反射器材のなかったりする自転車には、乗ってはいけません。また、夜間はもちろん、昼間でもトンネルや濃霧の中などでは、ライトをつけなければなりません。

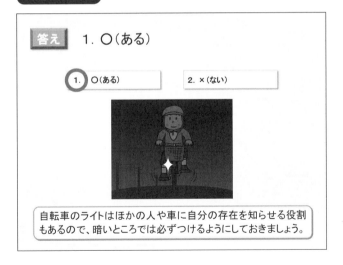

問題7

問 題 地しんが起きたときに、屋内にいたらどうする？

1. 外ににげる

2. 机などの下に入り、頭を守る

3. かべの近くに行く

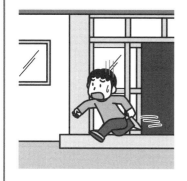
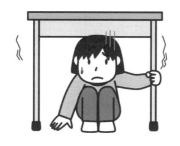
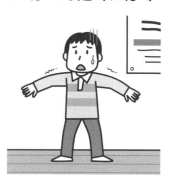

問題8

問 題 地しんが起きたときに、屋外にいたらどうする？

1. ブロックべいの近くに行く

2. かばんなどで頭を守る

3. 建物の近くに行く

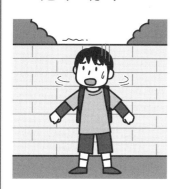
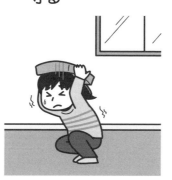
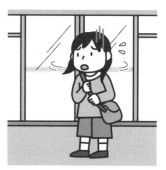

屋内で地震が起きたときには、重そうな家具でも倒れたり動いたりするため、押しつぶされる危険や、上から物が落ちてくる危険があり、窓際では割れたガラス片が飛んできたり、外へはじき飛ばされたりする危険があります。室内で揺れを感じたら声をかけ合い、テーブルや机の下などに入って、座布団やクッションなどで頭を保護します。大きな揺れの最中は思うように動けません。揺れを感じたら即座に身を守る習慣を身につけましょう。

問題7の答え

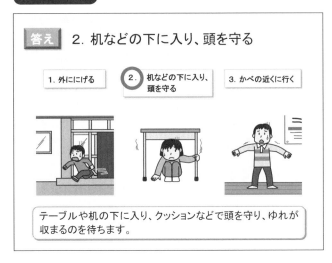

問題8の答え

屋外で地震が起きたときには、物や看板などが上から落ちてきたり、ブロック塀が倒れたりすることがあります。かばんなどで頭を守りながら、冷静に今いる場所の上下左右を確認し、その近くの最も安全と判断できる場所で身を守りましょう。海岸付近にいるときには津波の危険性があります。揺れの後は、一目散に高台に避難しましょう。津波が来たら、一度収まっても安心せず、安全が確認されるまで避難を継続します。

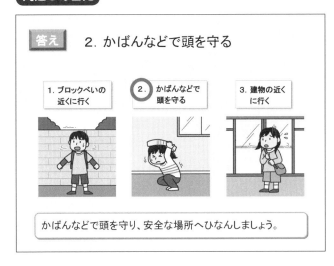

問題9

問題 かみなりの音が聞こえてきたらどうする？

1. 建物の中に入る

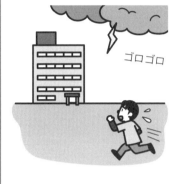

2. 大きな木の
   近くに行く

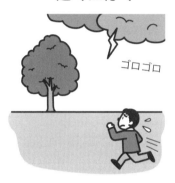

3. その場から動かない

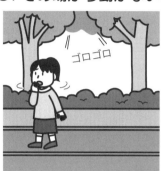

 問題10

問題 火災のとき、けむりが室内に入ってきたらどうなる？

1. けむりは高いほうに上がっていく

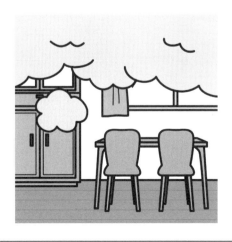

2. けむりは低いほうに下がっていく

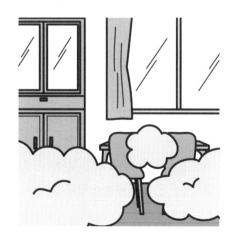

雷は10kmくらい離れたところまで聞こえます。そのうえ、雷は10kmくらいの広い範囲で落ちます。つまり、雷の音が聞こえたら次に近くに落ちる危険性があるということです。グラウンドなどの開けた場所にいると直接人に落雷することがあるので、急いで避難しましょう。その際、木の下や、木造小屋の軒先などは、そこに雷が落ちると、より電気を通しやすい人間に飛び移ることがあり危険です。しっかりした建物や自動車の中に入りましょう。

問題9の答え

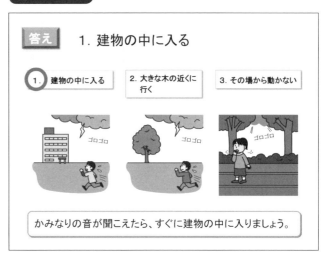

火災のとき、煙は上の方からたまります。低い位置には比較的きれいな空気が残っており、視界も確保しやすくなります。ハンカチなどを口と鼻に当てて、煙を吸い込まないように低い姿勢で避難します。万が一、煙で視界が悪くなった場合は、方向がわからなくならないように、左右どちらか片側の壁に触れながら避難しましょう。非常階段や避難はしごなどの避難器具の設置場所や使用方法、避難経路について、普段から確認しておきましょう。

問題10の答え

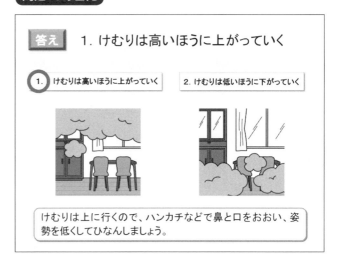

問題 災害に備えるためにしておくことはどれ？

1. ひなん場所の確にん

2. 非常持ち出しぶくろ
   の準備

3. 家具などの固定

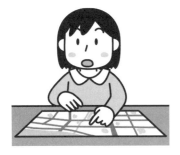
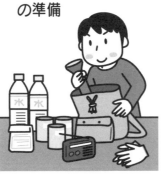
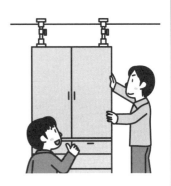

問題 外出したときの正しい行動はどっち？

1. 帰り道が暗くなってしまったら、
   人通りが少なくても近道をする

2. どんなことを言われても
   知らない人にはついていかない

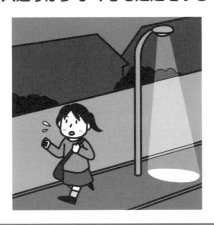
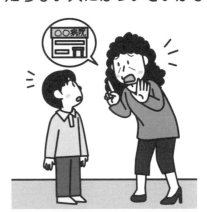

　地震・津波、台風、集中豪雨、土砂災害などに備え、普段から避難場所や家族との連絡方法を確認しておきます。最小限の非常持ち出し品をなるべく燃えにくい素材のリュックサックなどに入れて用意しておきましょう。大地震が起きた場合は、立つこともできないほど激しく揺れるため、倒れてくる家具から身を守ろうとしても、一瞬のことで動けず、下敷きになってしまうこともあり得ます。大きな家具はなるべく人の出入りが少ない部屋にまとめて置き、固定しましょう。

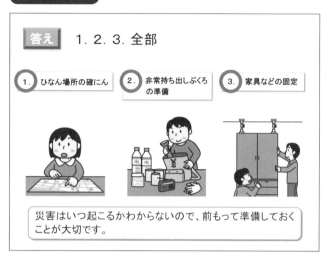

問題11の答え

答え　1. 2. 3. 全部

1. ひなん場所の確にん　2. 非常持ち出しぶくろの準備　3. 家具などの固定

災害はいつ起こるかわからないので、前もって準備しておくことが大切です。

　帰り道が暗くなってしまったら、遠回りでも人通りの多い明るい道を帰りましょう。知らない人から、「お母さんがけがをしたから一緒に病院に行こう」と言われたり、「小学校の場所はどこ？」と聞かれたりしても、決してついていったり案内したりしてはいけません。また、知っている人でも安心できるとは限らないので、誘われてもすぐについていってはいけません。「家の人に聞いてから」と言って断ってから、保護者に相談しましょう。

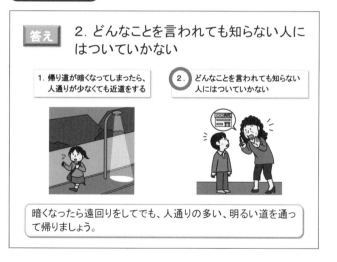

問題12の答え

答え　2. どんなことを言われても知らない人にはついていかない

1. 帰り道が暗くなってしまったら、人通りが少なくても近道をする　2. どんなことを言われても知らない人にはついていかない

暗くなったら遠回りをしてでも、人通りの多い、明るい道を通って帰りましょう。

問題13

問題 一人でエレベーターに乗るときはどこに立ったらいい？

1. いちばんおく

2. ボタンのすぐ近く

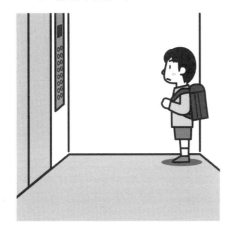
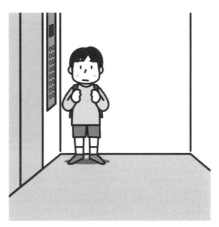

問題14

問題 インターネットについて正しいものはどれ？

1. インターネットの情報は
　 正しいものばかりではない

2. 個人情報はむやみに
　 のせてはいけない

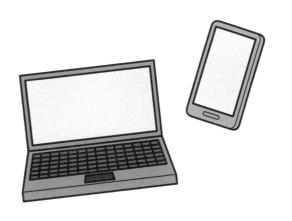

3. インターネット上で知り
　 合った人と直接会わない

一人でエレベーターに乗るときに、知らない人が乗ってくることがあるかもしれません。乗る前に周囲を見回して不審者がいないかどうか確かめてから乗りましょう。エレベーターに乗り込んだら、まず「閉」ボタンを押して誰も乗ってこないことを確認してから、降りる階のボタンを押します。知らない人とエレベーターで一緒のときは、入り口近くのボタンの前に壁に背をつけて立ち、知らない人に背中を向けないようにして、着いたらすぐに降ります。

問題13の答え

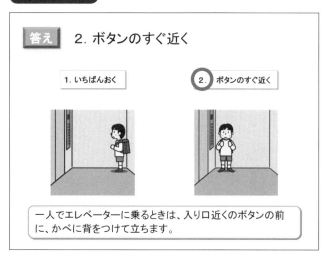

答え　2. ボタンのすぐ近く

1. いちばんおく
2. ボタンのすぐ近く

一人でエレベーターに乗るときは、入り口近くのボタンの前に、かべに背をつけて立ちます。

インターネットの情報は、正しいものばかりではなく、間違った情報や、営利目的で発信されたものなど、偏った情報も含まれています。情報の発信源やその目的、情報の根拠について評価する必要があります。また、近年インターネットを使った詐欺や犯罪が増えています。個人情報をインターネット上に載せてしまうとそれを見た人につきまとわれたり、だまされたりするかもしれません。また、インターネット上で知り合った人と直接会ってはいけません。

問題14の答え

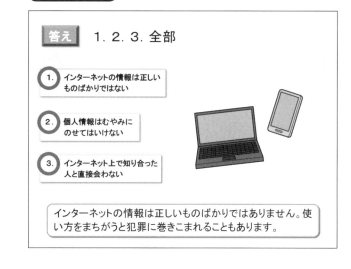

答え　1. 2. 3. 全部

1. インターネットの情報は正しいものばかりではない
2. 個人情報はむやみにのせてはいけない
3. インターネット上で知り合った人と直接会わない

インターネットの情報は正しいものばかりではありません。使い方をまちがうと犯罪に巻きこまれることもあります。

問　題　知らない人からメールが来たら、調べるためにメールを開いてみる？

1．○（開く）　　　　　　　　2．×（開かない）

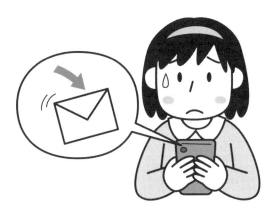

問　題　だれが書きこんだかわからないようにすれば、インターネット上に人の悪口を書きこんでもよい？

1．○（書きこんでよい）　　　　2．×（書きこんではいけない）

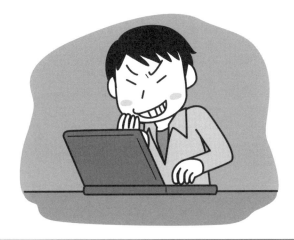

知らない人からのメールはウイルス感染などの危険が潜んでいることがあるので、開かずに削除しましょう。また、返信すると個人情報を盗まれ、詐欺などの犯罪に巻き込まれることもあります。安全にコンピュータを利用するためには、ウイルス対策ソフトを導入し、こまめに最新版にアップデートすることも大切です。

問題15の答え

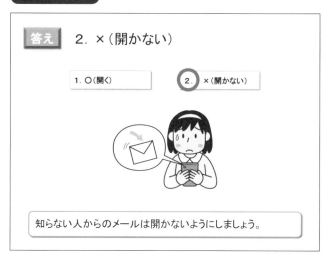

答え　2．×（開かない）

1．○（開く）　　　　2．×（開かない）

知らない人からのメールは開かないようにしましょう。

インターネットに書かれた情報は広く公開されるので、人を傷つけたり、その情報が悪用されて思わぬ被害を与えたり、プライバシーを侵害したりする危険性があります。また、不注意な発言により多くの人から非難を受けたり、信頼や評判を落としたりする事態を招くこともあります。書き込む内容や、情報を公開する範囲、その結果どのような影響が起こるかについてよく考えながら情報を発信する必要があります。

問題16の答え

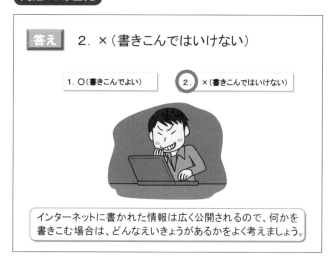

答え　2．×（書きこんではいけない）

1．○（書きこんでよい）　　　2．×（書きこんではいけない）

インターネットに書かれた情報は広く公開されるので、何かを書きこむ場合は、どんなえいきょうがあるかをよく考えましょう。

問　題　インターネット上に写真や情報を一度でも公開してしまうと、完全に消すことは難しい？

1. ○（難しい）　　　　　2. ×（難しくない）

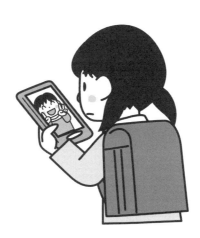

インターネット上に公開した写真や情報を完全に消すことは不可能です。一度公開した情報は、自分の意図しない範囲まで拡散していく危険性があります。また、どの情報を他人に公開してよいと考えるかについての基準は人によって異なるので、友人の情報を公開するときには、事前に許可を取る必要があります。本来は秘密にすべき情報を外部に漏らしたり、何気ない発言が思いがけない反応や非難を生んだりしてしまう危険性を避けるために、内容をよく考えて投稿しましょう。

問題17の答え

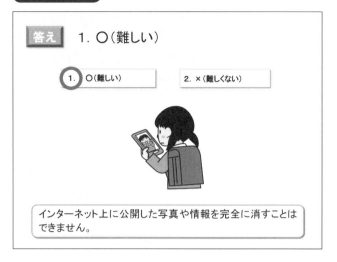

答え 1．○（難しい）

1. ○（難しい） 　　2．×（難しくない）

インターネット上に公開した写真や情報を完全に消すことはできません。

問題1

問題 鼻やのどのおくに生えているせん毛は、ウイルスや細菌などを体の外に出す働きがあります。せん毛の働きを悪くするものはどれでしょう？

1. しめった空気

2. 温かい空気

3. 冷たい空気

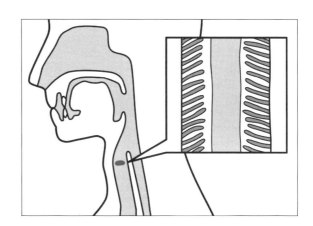

問題2

問題 ウイルスの感せん経路についての正しい説明はどれ？

1. ウイルスのついた手でものにふれても、ウイルスはつかない

2. ウイルスに感せんした人が鼻水やつばなどにふれると、ウイルスは手につく

3. ウイルスはだ液には混ざっているが鼻水には混ざっていない

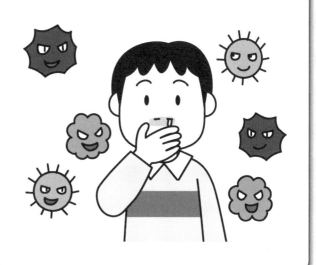

鼻の奥や喉の奥、気管から気管支には、線毛を持つ細胞（線毛細胞）が存在します。線毛細胞は、40μm以下の小さな異物やごみをたんなどによって体外に排出するために、線毛を咽頭に向けて波打たせます。この運動を線毛運動といい、線毛運動によって異物を1分間に3〜10mm程度の距離を移動させることができます。ただし、冷たく乾いた空気の下では、線毛の動きは抑制されるため、気道の浄化が妨げられてしまいます。

問題1の答え

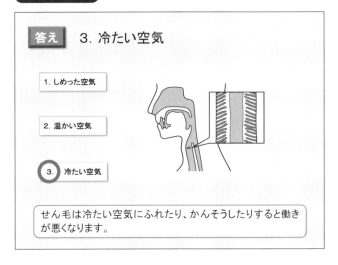

答え 3. 冷たい空気

1. しめった空気

2. 温かい空気

③ 冷たい空気

せん毛は冷たい空気にふれたり、かんそうしたりすると働きが悪くなります。

ウイルスや細菌などの病原体が感染する経路を感染経路といい、空気感染、飛沫感染、接触感染、経口感染、血液感染などがあります。ウイルスは唾液や鼻水に混ざっているので顔をむやみに触ると手につきます。病原体のついた手でドアノブやスイッチ、机や椅子、つり革などに触ると、病原体が、触った部分につきます。そしてその部分をほかの人が触ると、触った人の手を介して、鼻や口、目の粘膜について感染が広がります。このような感染経路を接触感染といいます。

問題2の答え

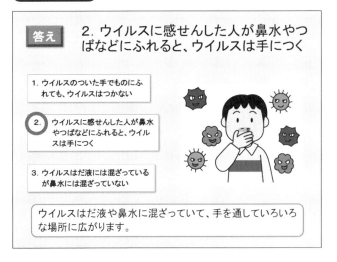

答え 2. ウイルスに感せんした人が鼻水やつばなどにふれると、ウイルスは手につく

1. ウイルスのついた手でものにふれても、ウイルスはつかない

② ウイルスに感せんした人が鼻水やつばなどにふれると、ウイルスは手につく

3. ウイルスはだ液には混ざっているが鼻水には混ざっていない

ウイルスはだ液や鼻水に混ざっていて、手を通していろいろな場所に広がります。

問題3

 問題　せきやくしゃみなどで口から飛ぶつばのしぶきを飛まつといいますが、飛まつがよりたくさん飛ぶのはどれ？

1. おしゃべり

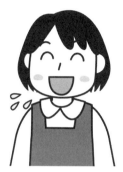

2. くしゃみ

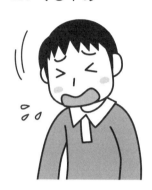

3. せき

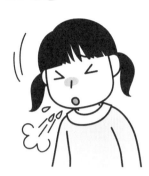

問題4

問題　インフルエンザの予防接種について、正しいものはどれ？

1. 一度接種したら数年接種する
　　必要はない

2. ワクチンを接種しても感せん
　　することはあるが、重症化を
　　予防する

3. ワクチンを接種すれば、
　　うがいや手洗いは必要ない

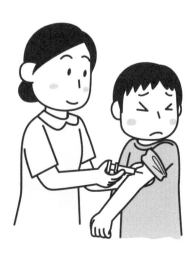

せきやくしゃみ、おしゃべりのときに口から出る直径5㎛以上の水滴を飛沫、直径5㎛よりも小さい粒子を飛沫核といいます。くしゃみをしたときの飛距離は飛沫が2〜5mですが、飛沫核は長期間空中に浮遊し空気の流れに乗ってより広範囲に飛散します。くしゃみでは1回当たり約4万個、せきでは1回当たり約3000個の飛沫と飛沫核が生じ、5分間話すだけでも約3000個の飛沫と飛沫核が、飛ぶとされています。

問題3の答え

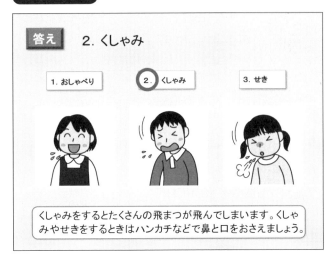

答え　2. くしゃみ

1. おしゃべり　　2. くしゃみ　　3. せき

くしゃみをするとたくさんの飛まつが飛んでしまいます。くしゃみやせきをするときはハンカチなどで鼻と口をおさえましょう。

インフルエンザウイルスは、流行するウイルスが毎年変化するので、そのシーズンに流行が予想されるウイルスを用いて製造されたワクチンを、毎年、接種する必要があります。また、13歳未満の人は、より高い免疫を獲得するために、2回接種が推奨されています。インフルエンザワクチンはインフルエンザウイルスの感染を完全に抑える働きはありませんが、重症化を予防することができます。インフルエンザの感染の予防には、手洗いなどの対策との併用が必要です。

問題4の答え

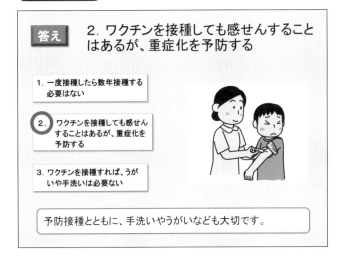

答え　2. ワクチンを接種しても感せんすることはあるが、重症化を予防する

1. 一度接種したら数年接種する必要はない

2. ワクチンを接種しても感せんすることはあるが、重症化を予防する

3. ワクチンを接種すれば、うがいや手洗いは必要ない

予防接種とともに、手洗いやうがいなども大切です。

問題5

問 題 予防接種についての説明で正しいものはどれ？

1. 感染症の原因となる病原体や
   毒素の力を弱めたものを体の
   中に入れて免えきをつける

2. 多くの人が予防接種を受ける
   と大流行を防ぐことができる

3. 予防接種を受ける前に医師の
   診察を受ける

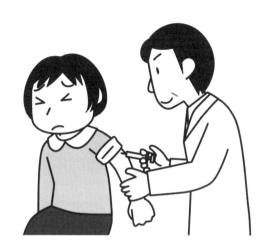

問題6

問 題 インフルエンザにかかっても、熱が下がれば次の日から登校
してもいい？

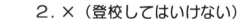

1. ○（登校してもいい）　　　　2. ×（登校してはいけない）

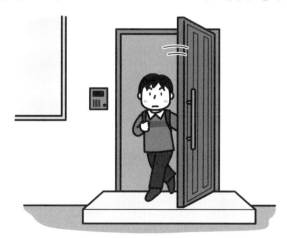

　毒性を弱めた病原体（ウイルスや細菌）や毒素を、前もって投与しておくことで、その病気にかかりにくくすることを予防接種といい、投与するものをワクチンといいます。予防接種を受ける前には医師による診察を受けなければなりません。予防接種は、予防接種を受けた人の感染を予防したり、かかった場合の重症化抑制の効果が期待されるだけではなく、多くの人が接種を受けることにより、感染症のまん延を防止するという社会的意義も持っています。

問題5の答え

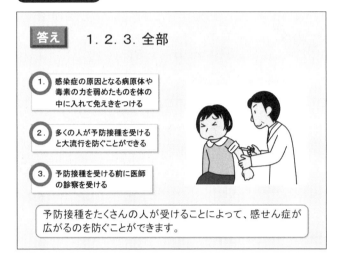

答え　1．2．3．全部

1. 感染症の原因となる病原体や毒素の力を弱めたものを体の中に入れて免えきをつける
2. 多くの人が予防接種を受けると大流行を防ぐことができる
3. 予防接種を受ける前に医師の診察を受ける

予防接種をたくさんの人が受けることによって、感せん症が広がるのを防ぐことができます。

　インフルエンザは、適切な治療を受けると、だいたい2日以内で熱が下がります。しかし、体内にはウイルスが残っていて、せきや鼻水などによって周りに感染を広めてしまう恐れがあるので、学校は休まなくてはなりません。インフルエンザを発症してから5日を経過し（発熱した翌日を1日目とします）、かつ、熱が下がってから2日たってから登校することができます。

問題6の答え

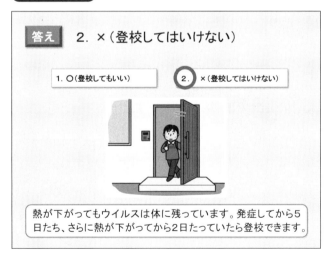

答え　2．×（登校してはいけない）

1. ○（登校してもいい）　　2．×（登校してはいけない）

熱が下がってもウイルスは体に残っています。発症してから5日たち、さらに熱が下がってから2日たっていたら登校できます。

問題7

問　題 かぜの予防にマスクを使いますが、マスクはかぜをひいている人がウイルスを広げないためにも有効？

1．○（有効）　　　　　　　　2．×（有効ではない）

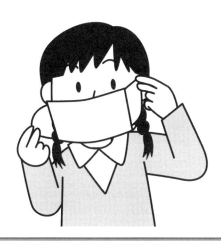

問題8

問　題 あせの主な働きはどっちでしょう？

1．体温を下げる　　　　　　　2．体からいらないものを出す

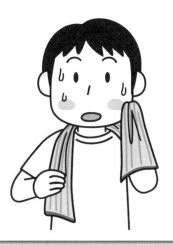

感染者のせきやくしゃみなどによって飛び散るウイルスを含んだ粒子を飛沫（直径5μm以上）といい、飛沫を浴びることでウイルスが口や鼻の粘膜から体内に入って感染することを飛沫感染といいます。一般的な不織布マスクの穴は5μm程度ですので、ウイルスを含んだ飛沫をとらえることができます。したがって、感染者がウイルスを広げないためにもマスクの着用は有効です。

問題7の答え

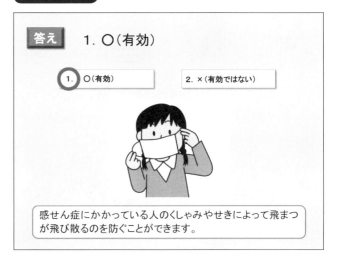

答え　1．〇（有効）

1．〇（有効）　　2．×（有効ではない）

感せん症にかかっている人のくしゃみやせきによって飛まつが飛び散るのを防ぐことができます。

汗は温熱性刺激によって手のひらと足底を除く体表面から出る温熱性発汗と、緊張や興奮などの精神性の刺激によって手のひらと足底から出る精神性発汗があります。温熱性発汗は体温調節に関わり、汗が蒸発するときに皮膚から熱を奪うことで体温を下げる働きをしています。精神性発汗は常温でも認められ、運動時の滑り止めなどの働きをしています。汗の成分は尿と似て多種の老廃物を含みますが、その濃度は低く、排泄機能を果たすものではありません。

問題8の答え

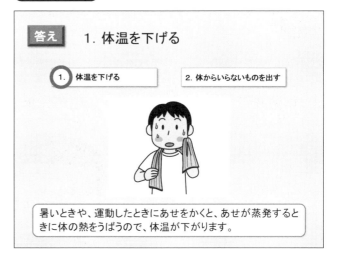

答え　1．体温を下げる

1．体温を下げる　　2．体からいらないものを出す

暑いときや、運動したときにあせをかくと、あせが蒸発するときに体の熱をうばうので、体温が下がります。

問題9

問 題 熱中症になりやすいのはどんな人でしょう？

1. 夜ふかしをして
   いる人

2. エアコンの効いた
   室内で過ごすこと
   が多い人

3. 朝ごはんを食べて
   いない人

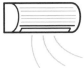

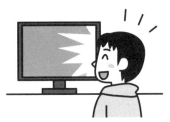

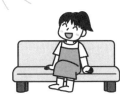

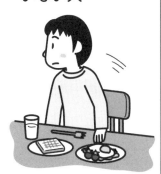

問題10

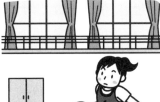

問 題 熱中症の説明でまちがっているものはどれ？

1. 室内では熱中症に
   ならない

2. 暑くて日差しが強
   いときは熱中症に
   なりやすい

3. しつ度の高いむし
   暑い日は熱中症に
   なりやすい

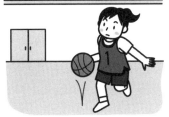

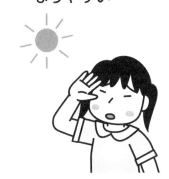

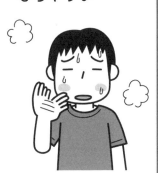

熱中症を引き起こす条件は、気温や湿度が高い、風が弱いといった「環境の要因」のほかに、睡眠不足や低栄養状態などの生活習慣が整っていない、肥満や疾患がある、暑い環境に体が十分に対応できていないなどの「体の要因」、長時間の屋外での作業や、激しい運動などによって体内に著しく熱が生じるなどの「行動による要因」があります。熱中症はこれらの要因によって誰にでも起こりうるものです。各自で注意するとともに、周りの人にも気を配りましょう。

問題9の答え

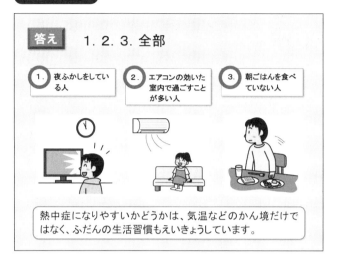

熱中症は、高温多湿な環境に長くいることで、徐々に体内の水分や塩分のバランスが崩れ、体温調節機能がうまく働かなくなり、体内に熱がこもった状態を指します。一般に、気温が28度以上、湿度が60％以上で発症しやすいとされ、屋外だけではなく室内で何もしていないときでも発症します。室内では扇風機やエアコンで温度調整を行い、外出時には日傘や帽子を着用してこまめな休憩をとりましょう。室内でも外出時でも喉の渇きを感じる前にこまめに水分を補給するようにします。

問題10の答え

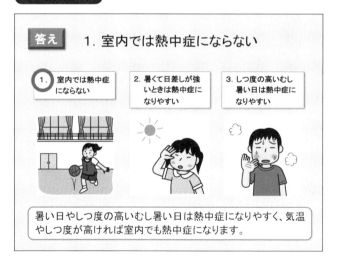

問題11

問 題　熱中症の予防として正しいものはどれ？

1. 気温が高くなり始めたら運動であせをかいて暑さに体を慣らしておく

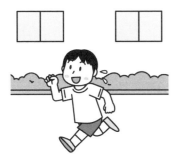

2. 運動中はこまめに休けいをとり、水分補給をする

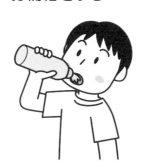

3. 気温、しつ度が高いときは運動をひかえる

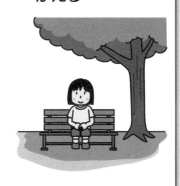

問題12

問 題　し外線が強い時間に外出するときは、なるべくつばが広いぼうしをかぶる？

1. ◯（かぶる）　　　　　2. ×（かぶらない）

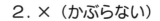

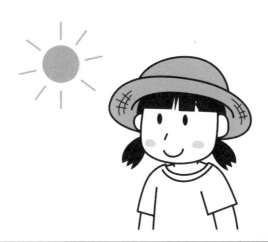

　熱中症の予防のためには、や
や暑めの環境で、ややきつめの
運動を2週間程度することで発
汗作用を向上させ、体の体温調
整機能を発達させておくことが
有効です。また、運動中は休憩
をこまめにとり、水分補給をし
ます。気温、湿度が高いときに
は運動は控えましょう。体調が
おかしいと感じたらすぐに涼し
い場所に移動して休みます。そ
の際、ぬれたタオルで体を拭い
て風を送ると体温が下がります。

問題11の答え

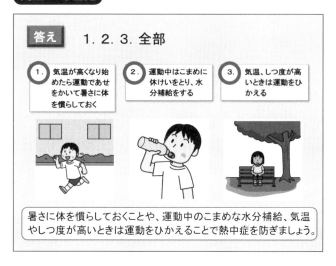

　紫外線の影響を避けるために
は、日陰を利用する、日傘やつ
ばの広い帽子を使用する、体を
覆う部分の多い衣服で体を覆う、
日焼け止めを使うなどの対策が
有効です。皮膚に到達する紫外
線を減らすためには、薄手の上
着をはおったり、海水浴などの
ときは、ラッシュガードを着用
したりしましょう。

問題12の答え

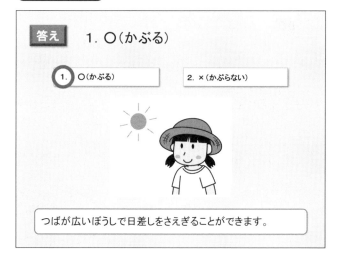

問題13

問 題　し外線の説明についてまちがっているものはどれ？

1. し外線を浴びると体内でビタミンDをつくり、骨や歯の成長を助ける

2. 長年し外線を浴び続けるとがんになることがある

3. くもりの日はし外線を気にしなくてもよい

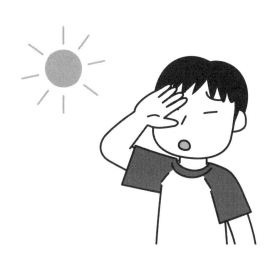

問題14

問 題　外で転んですり傷ができたときの手当で正しいのはどっち？

1. 血が出ていたらすぐにばんそうこうをはる

2. まずはきれいな水でよごれを洗い流す

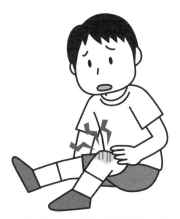

　紫外線を浴び過ぎると、しわ
やしみのほか、皮膚がん、白内
障などの原因になり、健康に影
響があります。曇りの日も体に
有害な紫外線の80％以上が透
過するので対策が必要です。骨
や歯、筋肉の成長に必要なビタ
ミンDは食べ物からの摂取だけ
では不足しがちですが、紫外線
が当たると皮膚で合成されます。
両手の甲くらいの面積が15分
間日光に当たる程度または日陰
で30分くらい過ごす程度で、
食品から摂取される分と合わせ
て十分なビタミンDが供給でき
ます。

問題13の答え

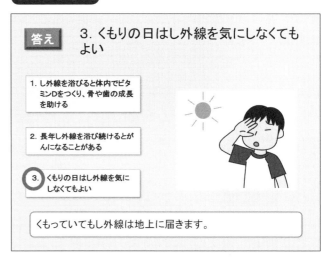

　転んで皮膚が地面などでこす
れたときにできる擦り傷は、傷
の深さは浅く出血はわずかです
が、汚れや雑菌がつきやすく化
膿^{のう}しやすいので注意が必要で
す。まず、汚れを水道水でよく
洗い流します。次に清潔なガー
ゼなどを当てて、手で押さえて
止血します。血が止まったら、
傷口に泥や砂がついていないか
確認し、ついていたら再度洗い
流します。ガーゼで拭いたら、
傷口を乾かさないタイプのばん
そうこうを貼りましょう。

問題14の答え

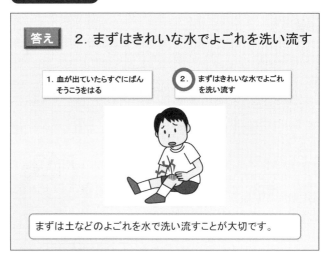

問題15

問 題　つき指をしたときの手当で正しいものはどれ？

1. 指をもんだり引っ張ったりする

2. 冷やす

3. 温める

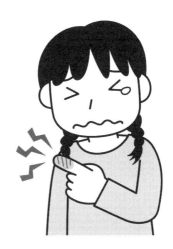

問題16

問 題　なにかにぶつけるなどして歯がぬけてしまったときは、歯の根元を持ってもよい？

1. ○（持ってもよい）　　　　2. ×（持たない）

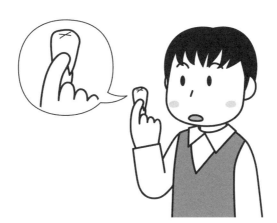

突き指は、ボールやもので指を突いて、指先に大きな力が加わることによって起こる指のけがです。突き指の応急処置は、まず冷やすことです。もんだり引っ張ったりしてはいけません。突き指の中には骨折や脱臼、腱や靱帯の断裂などを起こしていて、すぐに手術が必要なものもあります。軽く考えずに整形外科を受診しましょう。

問題15の答え

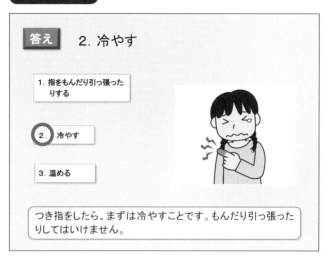

答え　　2. 冷やす

1. 指をもんだり引っ張ったりする

② 2. 冷やす

3. 温める

つき指をしたら、まずは冷やすことです。もんだり引っ張ったりしてはいけません。

ぶつけるなどして歯が抜けたときは、速やかに歯科医師の診察を受けます。抜けた歯は、根元の部分に触れないようにして持ち、受診時には、歯の保存液などに浸して持参しましょう。歯が折れたときに神経が損傷している場合には、処置が必要ですので速やかに歯科医師の診察を受けましょう。

問題16の答え

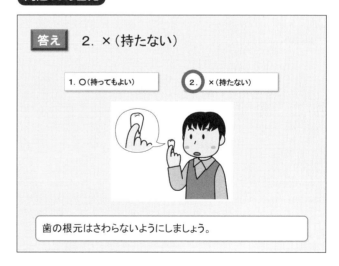

答え　　2. ×（持たない）

1. ○（持ってもよい）　　② 2. ×（持たない）

歯の根元はさわらないようにしましょう。

問題17

問 題 応急手当の基本、RICE処置について正しく組み合わせましょう。

1. Rest
   レスト

2. Icing
   アイシング

3. Compression
   コンプレッション

4. Elevation
   エレベーション

A. 冷やす

B. 高く上げる

C. 安静にする

D. 圧ぱくする

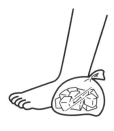
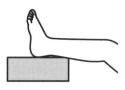
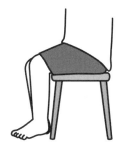
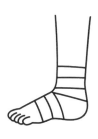

問題18

問 題 やけどの手当で正しいものはどれ？

1. 流水などですぐに
   冷やす

3. 痛みがあるときは
   冷やさない

2. 水ぶくれができた
   らつぶす

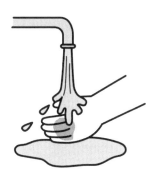
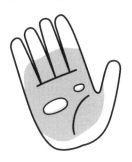
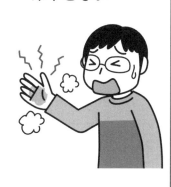

外傷時の応急処置の基本は、RICE処置です。損傷部位が腫れたり、内出血したり、血管や神経が損傷したりすることを防ぐ目的で安静にし（Rest）、損傷した細胞が壊れるのを防ぐために患部を氷で冷やし（Icing）、内出血や腫れを抑えるために軽く圧迫し（Compression）、腫れの引きを早くするために患部を心臓より高い位置に挙上します（Elevation）。受傷初期に適切な処置をすることで治癒が早まります。

問題17の答え

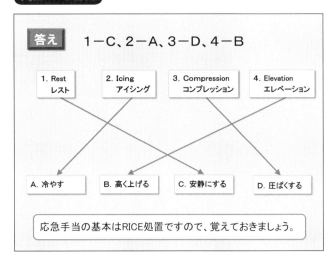

答え　1－C、2－A、3－D、4－B

| 1. Rest レスト | 2. Icing アイシング | 3. Compression コンプレッション | 4. Elevation エレベーション |

| A. 冷やす | B. 高く上げる | C. 安静にする | D. 圧ぱくする |

応急手当の基本はRICE処置ですので、覚えておきましょう。

やけどは、水道やシャワーなどで流水をかけ続けながら、30分くらい冷やします。流水がないときには、氷水や保冷剤で冷やしたタオルを当てます。水ぶくれができてもつぶしてはいけません。水ぶくれの範囲が手のひらより大きい場合や痛みが治まらないときは、医療機関を受診します。やけどの範囲が広く、皮膚が黒く焦げていたり、白くなっていたりする場合には、すぐに119番をして指示を仰ぎましょう。

問題18の答え

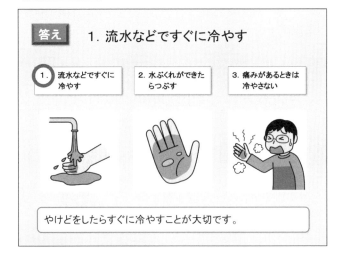

答え　1. 流水などですぐに冷やす

1. 流水などですぐに冷やす
2. 水ぶくれができたらつぶす
3. 痛みがあるときは冷やさない

やけどをしたらすぐに冷やすことが大切です。

問題19

問題 大人に比べて子どもの皮ふは弱いので、同じ化しょう品を使う と子どもはかぶれることがある？

1．○（ある）　　　　　　　　2．×（ない）

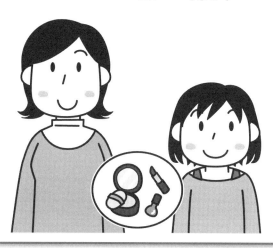

問題20

問題 食中毒は梅雨時や夏だけではなく、寒い季節にも起こることが ある？

1．○（ある）　　　　　　　　2．×（ない）

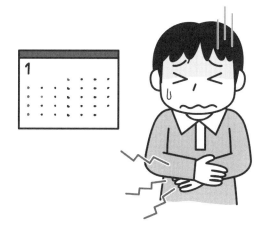

皮膚は、けがなどに対する物理的な防御のほか、種々な物質に対する防御もしています。子どもの皮膚は構造的にも免疫学的にも未熟なため、化学物質などが皮膚に入り込んで炎症を起こすと、体の中でその物質に対する免疫ができやすく、次にまた同じ物質が入ったときに、それを排除しようとする防御機能が過剰に働きます。つまり、一度かぶれると一生その物質にかぶれる可能性があります。子どもの間はなるべく化学物質を長く皮膚につけないようにしましょう。

問題19の答え

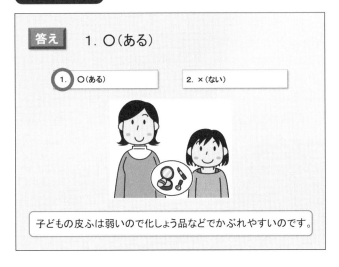

答え　1. ○（ある）

1. ○（ある）　　2. ×（ない）

子どもの皮ふは弱いので化しょう品などでかぶれやすいのです。

食中毒は、細菌やウイルスをはじめとする病原微生物や、それらが産生する毒素あるいは化学物質などに汚染された食べ物を摂取することで、嘔吐、下痢、腹痛などの消化器症状が出た状態を指します。腸炎ビブリオや大腸菌などの細菌感染は夏季に多く発生し、ノロウイルスなどは冬季に流行します。カンピロバクターやサルモネラ、ウェルシュ菌や黄色ブドウ球菌などの細菌感染は通年でみられます。

問題20の答え

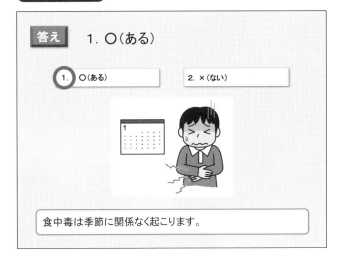

答え　1. ○（ある）

1. ○（ある）　　2. ×（ない）

食中毒は季節に関係なく起こります。

問題21

問 題 食中毒を予防するための説明で、まちがっているものはどれ？

1. まな板や包丁を
消毒していたら
手を洗わなくて
もいい

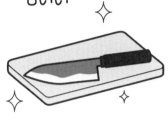

2. 買ってきた食材は
すぐに冷蔵庫に
入れる

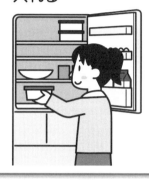

3. 加熱するときは中
まNでしっかりA火を
通す

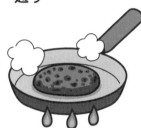

問題22

問 題 細菌が増えるのを防ぐお弁当の作り方で正しいものはどれ？

1. 食品をつめるとき
は手を使う

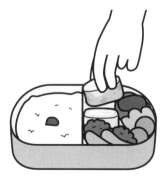

2. 作ったらすぐに
ふたを閉める

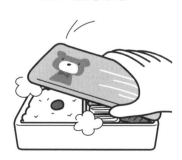

3. できるだけ水分を
少なくする

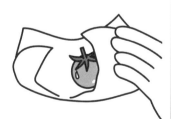

食中毒は細菌やウイルスが付着した食べ物を食べて体内に取り入れることで発症します。食中毒予防の3原則は、原因となる病原体を「つけない・増やさない・やっつける」です。生鮮食品は新鮮なものを購入して早めに持ち帰り、冷蔵庫に入れて菌を増やさないようにします。調理のときに生鮮食品を取り扱う前後には、必ず手を洗い、食材に菌をつけないようにします。加熱するときは中までしっかり火を通して、菌を殺します。

問題21の答え

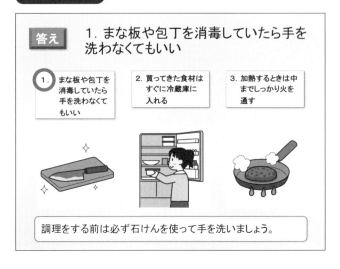

答え 1. まな板や包丁を消毒していたら手を洗わなくてもいい

1. まな板や包丁を消毒していたら手を洗わなくてもいい
2. 買ってきた食材はすぐに冷蔵庫に入れる
3. 加熱するときは中までしっかり火を通す

調理をする前は必ず石けんを使って手を洗いましょう。

弁当は食品を手で触らず、清潔な箸を使って調理して詰め、温かいご飯やおかずから出る水蒸気は細菌の繁殖の原因となるので、よく冷ましてから弁当箱に詰めます。水分の出るおかずも細菌の繁殖の原因となるので、片栗粉でとろみをつけたり、ごまやかつお節をまぶしたりして水分を吸わせます。できあがった弁当は冷やして保存しましょう。弁当箱は熱湯をかけるか、薄めた漂白剤につけおきして殺菌し、よくすすいだ後はしっかり水をふき取ります。

問題22の答え

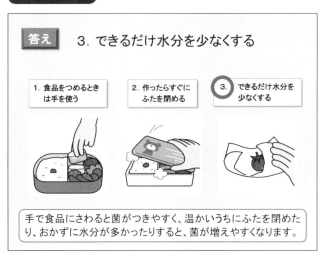

答え 3. できるだけ水分を少なくする

1. 食品をつめるときは手を使う
2. 作ったらすぐにふたを閉める
3. できるだけ水分を少なくする

手で食品にさわると菌がつきやすく、温かいうちにふたを閉めたり、おかずに水分が多かったりすると、菌が増えやすくなります。

問題23

問 題　薬の飲み方で正しいものはどれ？

1. 食間とは食事のとちゅう
　のこと

2. 食後とは食事の後30分
　くらいまでのこと

3. 飲み忘れたときは2回分
　飲む

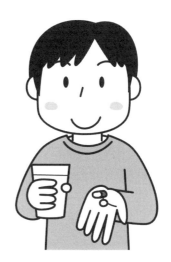

問題24

問 題　病院で出された薬の使い方で正しいものはどれ？

1. 同じような病気や
　けがなら人の薬を分
　けてもらってもよい

3. 決められた量、
　飲む時間を守る

2. 薬は水のほかお
　茶やジュースで
　飲んでもよい

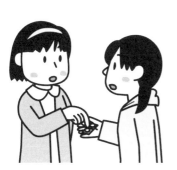

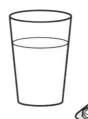

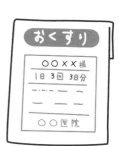

　食前に飲むと高い効果を発揮する薬は食事の30〜60分くらい前に、薬の作用で胃が荒れてしまう薬は胃の中に食べ物が残っている状態の食後30分以内に服用します。食間とは食事から2時間ほど後の空腹時をいい、食事の間という意味ではありません。飲み忘れにすぐに気づいたときはその時点で飲みますが、次に飲む時間に近い時点で気づいたときはその分を飲むのは諦めます。薬を2回分まとめて飲むと、薬の血中濃度が上昇し過ぎて中毒による副作用を起こす危険があるからです。

問題23の答え

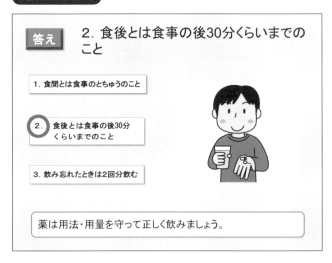

　薬はその人の症状や体質、体重や年齢などに応じた種類や量が処方されます。同じような症状の人でも薬を分けてもらってはいけません。薬をジュースやお茶、牛乳などで飲むと薬の効果が弱まったり、効き過ぎたりすることがあるので水で飲むようにしましょう。水の量が少ないと、薬が食道に張りついて炎症を起こしたり、薬が溶けにくくなったり、効き目が遅くなったり、低下したりするので、コップ1杯程度の水で飲むとよいでしょう。

問題24の答え

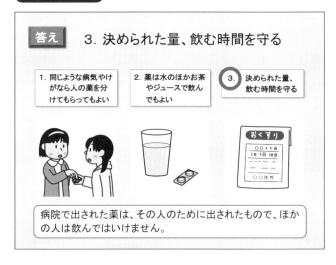

熱中症の対応

　消防庁の報告によると、2018年の5月1日から9月1日までの熱中症による救急搬送は9万5000人を超え、過去最高となりました。また、人口動態統計によると同年の6月から9月の熱中症による死亡数は1518人でした。近年、地球温暖化や大都市のヒートアイランド現象により、熱中症の危険性は高まる一方です。熱中症は急速に症状が進行して重症化するので、軽症の段階で早めに異常に気づき、応急処置をすることが大切です。

　では、熱中症になるとどのような症状が現れるのでしょうか。日本救急医学界では熱中症の症状を以下のように分類しています。

分類	重症度	主な症状
Ⅰ度	**軽症：** 現場での応急処置が可能	めまい・失神、筋肉痛・筋肉の硬直（こむら返り）、大量の発汗
Ⅱ度	**中等症：** 病院への搬送が必要	頭痛・気分の不快・吐き気・嘔吐 力が入らない、体がぐったりする（熱疲労、熱疲弊）
Ⅲ度	**重症：** 入院・集中治療が必要	意識がなくなる、けいれん、歩けない、刺激への反応がおかしい、高体温（熱射病）

　真夏の炎天下、周りの人が突然倒れたら熱中症を疑い、まずは意識があるかを確かめるために声をかけます。意識がなければすぐ救急車を呼び、涼しい場所で服を緩めて風通しをよくし、冷たいタオルなどで冷やして風を送りながら待ちましょう。可能であれば、状況がわかる人が医療機関まで付き添い、医師に発症までの経過や症状を伝えます。

　意識がある場合は、涼しい場所へ避難させて、服を緩め体を冷やします。冷たい飲み物（経口補水液やスポーツ飲料、食塩水（水1Lに食塩1～2g）など）を持たせて、自分で飲んでもらいます。胃の表面から体の熱を奪い、同時に水分補給も可能です。自分で飲むことができない場合や症状がよくならない場合はすぐに医療機関を受診しましょう。症状がよくなれば、そのまま安静にして、症状が回復してから帰宅します。

　熱中症は夏だけに発生するものではありません。急に暑くなり始める5月や梅雨の合間など、体が暑さに慣れていないときにも起こります。日中、急激に気温が上がる日は、特に注意が必要です。

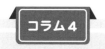

食事バランスガイドについて

　肥満傾向の児童はおおむね減少傾向ではあるものの、9歳以上の児童の10%前後と報告されています。小児期の肥満は成人肥満と同様に高血圧や糖尿病などの健康リスクとなるほか、そのまま成人期の肥満に移行することが多く、肥満の期間が長くなる結果、健康障害も増えてしまいます。一方、痩身傾向の児童は3%前後と頻度は低いものの、その出現率は増加傾向にあります。小児期の病的な痩せでは成長障害や貧血、骨粗しょう症のリスクが高まります。肥満や痩せには、食事や運動、睡眠などの生活習慣が影響しています。中でも、朝食の欠食の増加を含めた食生活の乱れが、肥満症の発症を助長することが指摘されており、望ましい食習慣や栄養のバランスがとれた食生活を乳幼児期から習慣づけていくことが重要です。

「食事バランスガイド」は、望ましい食生活についてのメッセージを示した「食生活指針」を具体的な行動に結びつけるものとして、1日に「何を」「どれだけ」食べたらよいかの目安を、わかりやすくイラストで示したもので、厚生労働省と農林水産省の共同により2005年6月に策定されました。主食、副菜、主菜、牛乳・乳製品、果物の5つの料理グループごとに、食べた料理を「1つ」「2つ」と数えて、コマの形になるように食べていきます。性別、年齢、活動量ごとに決まった1日に必要なエネルギーと食事量の目安よりも不足していたり、とり過ぎたりして、コマがバランスを崩して倒れてしまわないようにします。詳しい使用方法や教材、及びその活用例は、農林水産省のホームページに掲載されています。ぜひご覧ください。

http://www.maff.go.jp/j/balance_guide/index.html

問題1

問 題 タバコを吸い続けると起こることはどれ？

1. 運動能力の低下

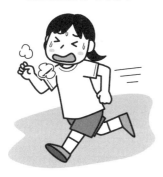

2. 成長がさまたげられる

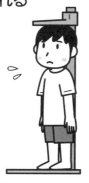

3. ねむりが浅くなる

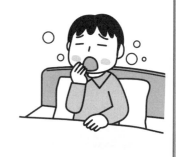

問題2

問 題 タバコを吸い始めた年れいが低いほど、体へのえいきょうが大きい？

1. ○（大きい）

2. ×（大きくない）

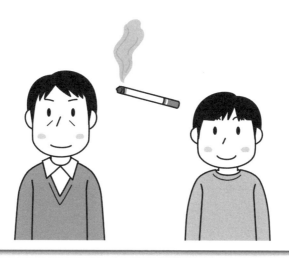

タバコの煙に含まれる有害物質によって肺胞の細胞が壊れたり炎症が起きたりすると、呼吸機能の低下による息切れや持久力の低下が起こるほか、ニコチン切れのときには瞬時の判断力がにぶるため瞬発力の低下など、喫煙者は運動能力が低下します。呼吸機能の低下と同時に、一酸化炭素による血液の酸素運搬機能が阻害されて十分な酸素を体に送ることができずに成長が妨げられるほか、ニコチンによる覚醒作用のために睡眠の質が低下します。

問題1の答え

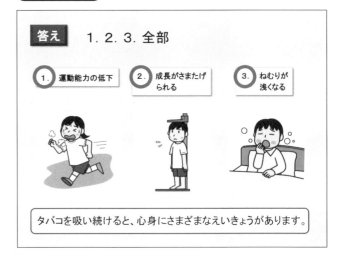

未成年者の喫煙が成長期に与える影響として、肺機能の成長 が早く止まってしまうことや、大人に比べてニコチンへの依存度が高くなることが知られています。その結果、せき、たん、喘鳴、呼吸困難、ぜんそくなどの呼吸器疾患のリスクを高めるばかりか、肺がんや口腔がん、膀胱がん、高コレステロール血症や動脈硬化のリスクを高めることが報告されています。タバコを吸い始めた年齢が若いほど、体への影響が大きいといえます。

問題2の答え

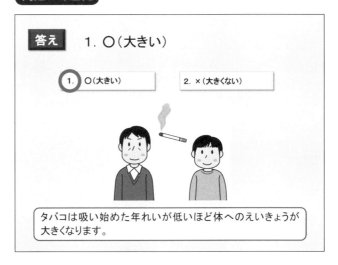

問題3

問 題 タバコを吸う人が吸いこむ主流煙よりも、タバコの先から出る副流煙のほうが、有害物質が多くふくまれている？

１．○（多くふくまれている）　　　２．×（多くふくまれていない）

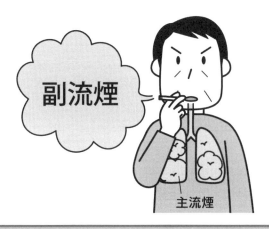

問題4

問 題 タバコのけむりの３大有害物質の作用を、正しく組み合わせましょう。

１．タール　　　　　２．一酸化炭素　　　　３．ニコチン

A．血管を縮めたり、
　依存を招いたり
　する

B．ヤニと呼ばれ、
　肺などを黒く
　する

C．酸素不足を招く

タバコの煙は、喫煙者が吸い込む「主流煙」と、喫煙者が吐き出す「呼出煙」、タバコの先端から立ち昇る「副流煙」に分けられ、副流煙と呼出煙を合わせて「環境タバコ煙（environmental tabacco smoke: ETS）」と呼びます。ほとんどの有害物質の濃度は主流煙に比べて副流煙で高く、例えば3大有害物質のニコチンが2.8倍、タールが3.4倍、ガス相成分の一酸化炭素が4.7倍多く含まれています。

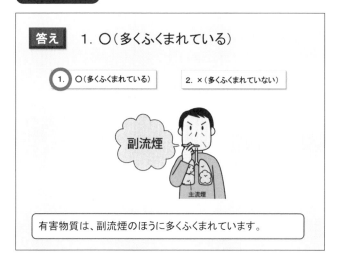

タールは、ヤニと呼ばれるもので数十種類の発がん性物質が含まれています。喫煙者の肺に付着して黒くしたり、喫煙した部屋の壁を茶色くしたりします。一酸化炭素は、赤血球の中のヘモグロビンと結びつきやすいため、血液の酸素運搬機能を阻害し、慢性的に脳細胞や全身の細胞に酸素欠乏状態をもたらします。ニコチンは血管を収縮する作用のほか、依存状態を引き起こす作用があり、タバコをやめることを困難にします。

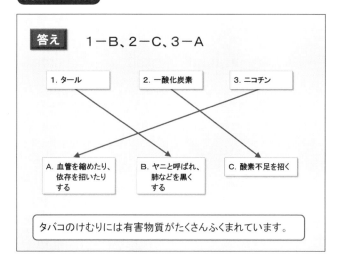

問 題 タバコをやめたくてもやめられなくしてしまう作用がある成分はどれ？

1．タール

2．一酸化炭素

3．ニコチン

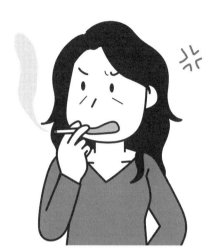

問 題 タバコをやめるための病院がある？

1．○（ある）　　　　2．×（ない）

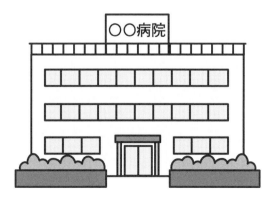

ニコチンは喫煙後すぐに脳に到達し、神経細胞の電気的興奮を起こし、神経伝達を過剰にします。その結果、通常の刺激では神経伝達が十分にできない状態に陥ります。喫煙者はニコチンが吸収されると、直ちに神経伝達が起こりますが、その後ニコチンが代謝されて血中濃度が下がると、急速に神経伝達ができなくなります。その結果タバコを吸いたい気持ちに加え、イライラや不安などの禁断症状が発生します。このような状態をニコチン依存といいます。

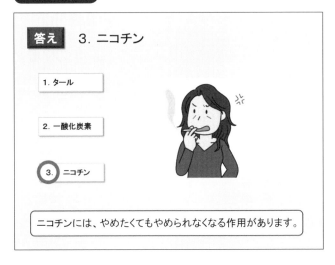

問題5の答え

答え　3．ニコチン

1．タール

2．一酸化炭素

③　3．ニコチン

ニコチンには、やめたくてもやめられなくなる作用があります。

タバコがやめられないのは「ニコチン依存症」という病気が原因であるため、病院の禁煙外来で治療を受けることができます。禁煙外来は総合病院のほか、内科や循環器科、婦人科、外科、心療内科、耳鼻科など、様々な診療科の医院で行われており、医師が喫煙状況を把握したうえで禁煙補助薬の処方や支援をします。禁煙に伴う離脱症状やタバコに対する切望感を軽減して、一人で禁煙するよりも禁煙達成率を高めることができます。

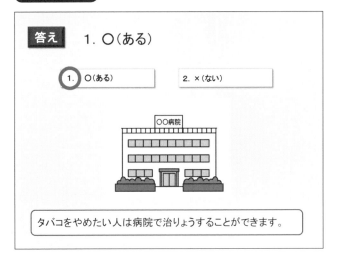

問題6の答え

答え　1．○（ある）

①　1．○（ある）　　2．×（ない）

○○病院

タバコをやめたい人は病院で治りょうすることができます。

問題7

問 題　空気清じょう機を使うと、タバコのけむりの有害物質はほとんど消える？

１．○（消える）　　　　　　２．×（消えない）

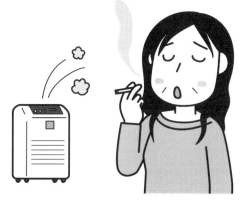

問題8

問 題　日本人男性の場合、タバコを１本吸うとどのくらいじゅみょうが縮むでしょう？

１．約１分

２．約５分

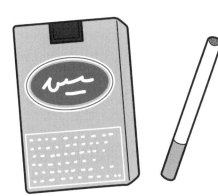

３．約10分

タバコの煙中の有害物質は部屋や家具、カーテンなどに染み込むため、空気清浄機でも完全に取り除くことはできません。空気清浄機には、ファンで空気中の粉じんを吸引するフィルター式と、電気の作用で粉じんを集めるイオン式があります。集じん性能、脱臭性能の効果が高いフィルター式でも有害物質は消せません。また、部屋や物から再び放出された有害物質によって健康被害を受けることを「サードハンドスモーク（残留受動喫煙）」といいます。

問題7の答え

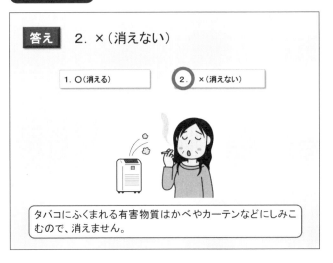

答え　2. ×（消えない）

1. ○（消える）　　2. ×（消えない）

タバコにふくまれる有害物質はかべやカーテンなどにしみこむので、消えません。

日本人約6万8000人を対象とした調査において、未成年でタバコを吸い始めた男性は、同じ年代でタバコを吸わない男性に比べて寿命が8年、同様に女性は寿命が10年縮んだと報告されています。20歳までに喫煙を開始した場合の1日の平均喫煙本数は、男性で23本、女性で17本だったことから、タバコ1本当たりどのくらい寿命が縮むかを計算すると、男性で9.4〜9.8分、女性で16.0〜16.6分となります。1本吸う時間（5〜7分程度）以上に寿命が縮まるということになります。

問題8の答え

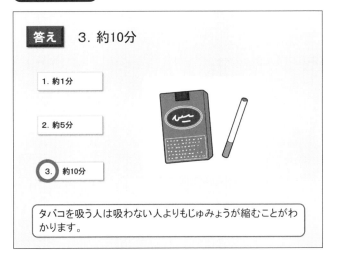

答え　3. 約10分

1. 約1分

2. 約5分

3. 約10分

タバコを吸う人は吸わない人よりもじゅみょうが縮むことがわかります。

問題9

問題　タバコを吸うと集中力が高まる？

1．○（高まる）　　　　　　2．×（高まらない）

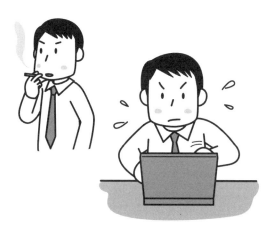

問題10

問題　タバコには、火をつけて吸いこむ紙巻きタバコのほかに、火を使わないタバコがある？

1．○（ある）　　　　　2．×（ない）

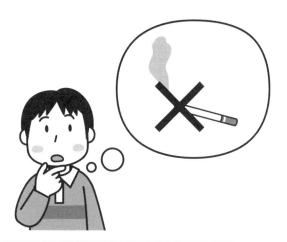

喫煙者はニコチンなしでは脳の神経伝達が十分にできない状態に陥っています。喫煙後ニコチンが代謝されて血中濃度が下がると神経伝達物質が分泌されなくなるため、集中力が低下します。そこでタバコを吸うと、ニコチンが吸収されて脳に達し、直ちに神経伝達物質が分泌され、集中力が回復します。つまり、喫煙者はタバコを吸うと集中力が高まるように思えますが、これは、喫煙によって低下した集中力を補っている状態にすぎません。

問題9の答え

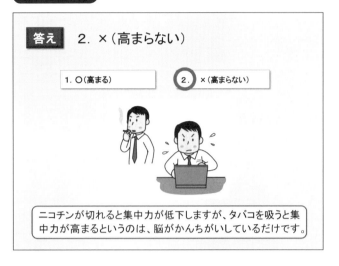

答え　2. ×（高まらない）

1. ○（高まる）　　　2. ×（高まらない）

ニコチンが切れると集中力が低下しますが、タバコを吸うと集中力が高まるというのは、脳がかんちがいしているだけです。

近年、タバコの葉を加熱してニコチンなどを含むエアゾルを発生させて吸引する加熱式タバコが販売されています。従来の紙巻きタバコに比べて加熱式タバコから出る有害物質の量は少ないのですが、健康被害が少ないという意味ではありません。加熱式タバコを吸うときにはグリセロールやプロピレングリコールなどの化学物質を大量に肺の奥まで吸い込みますが、長期間使用のリスクはまだわかっていません。

問題10の答え

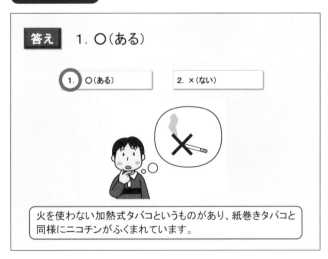

答え　1. ○（ある）

1. ○（ある）　　　2. ×（ない）

火を使わない加熱式タバコというものがあり、紙巻きタバコと同様にニコチンがふくまれています。

問題11

 問題　ビール、ワイン、日本酒などのお酒にふくまれている成分はなに？

1. ニコチン

2. アルコール

3. ビタミン

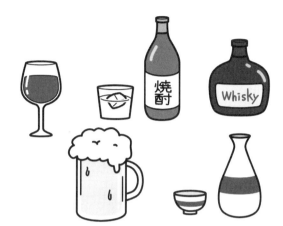

問題12

問題　たくさんのお酒を毎日飲み続けたら、体に起こる害はどれ？

1. かん臓の病気

3. 脳が縮む

2. 胃の病気

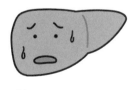

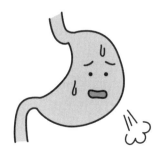

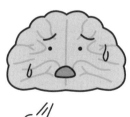

お酒はエタノール（アルコールの一種）が含まれた飲料の総称です。飲酒すると、アルコールは胃から約20％、小腸から約80％が吸収され、血液に入り全身に行き渡ります。脳に達したアルコールが神経細胞を麻痺させる結果、酔った状態になります。アルコールの血中濃度が高いほど、脳への影響も大きく、まっすぐ歩けなくなったり、記憶を失ったりします。さらに麻痺が脳全体に広がって呼吸中枢にまで達すると死に至ることもあり、危険です。

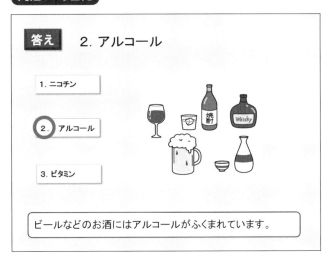

習慣的に飲酒を続けるとアルコールに耐性ができるため、少量のお酒では酔えなくなり、徐々に酒量が増え、お酒なしではいられない、アルコール依存症になってしまい、体だけではなく、仕事や家庭などへの悪影響をもたらします。大量飲酒による体への影響としては、肝障害をはじめ、食道炎、胃炎、胃・十二指腸潰瘍、膵炎、糖尿病などの消化器疾患、高血圧、心筋炎などの循環器疾患、多発性神経炎や、小脳変性などの神経疾患など、様々な疾患を引き起こします。

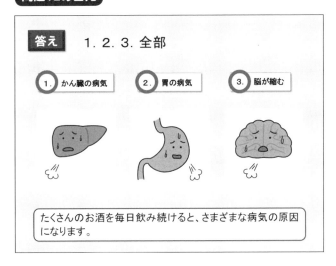

問題 「急性アルコール中毒」とは、どんなことをすると起こりやすいといわれている？

１．お酒を少しずつゆっくり飲む　　２．短時間にたくさんのお酒を飲む

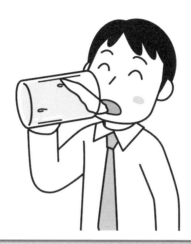

問題14

問題 若いうちからお酒を飲み始めると、脳やかん臓などにより大きなえいきょうがある？

１．○（ある）　　　　　　　　２．×（ない）

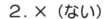

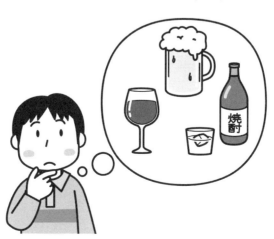

空腹状態や短時間でたくさんのお酒を飲むと、胃腸を強く刺激し粘膜を荒らすほか、アルコールが急激に吸収されて血液中のアルコール濃度が急上昇し、様々な障害が起こります。脳の神経を麻痺させるため、まっすぐ歩けなくなったり、記憶を失ったり、さらに麻痺が脳全体に広がって呼吸中枢にまで達すると死に至ることもあり危険です。

問題13の答え

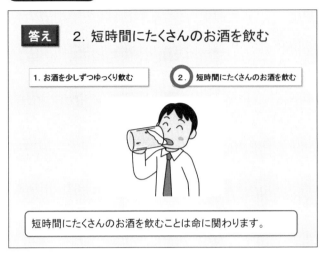

未成年者は脳や体の臓器の発達が未完成であるため、アルコールの影響を強く受けます。脳の委縮や発達の障害、肝障害や急性アルコール中毒のほか、性機能の正常な発育を妨げるため、男性性器発育不良や女性の無月経のような二次性徴の遅れなどの報告もあります。また、未成年は判断力が未熟で適度な飲酒をすることができないため、アルコール依存になりやすく、長期にわたって大量飲酒する結果、健康障害を起こしてしまいます。そのため、未成年者の飲酒は法律で禁止されています。

問題14の答え

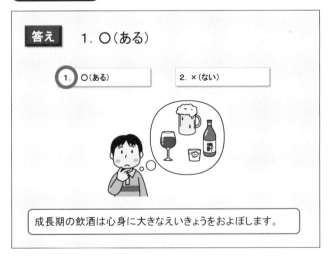

問題15

問 題　お酒を飲んでアルコールが体内に入ると、○○○で分解される。
○○○に入るのはどれ？

1. 胃

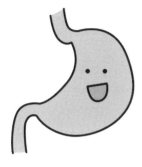

2. かん臓

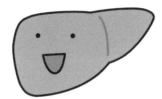

3. 大腸

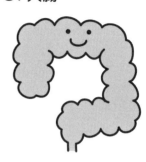

問題16

問 題　アルコール依存症の説明として正しいのはどれ？

1. お酒をやめようと思えば
   すぐにやめられる

2. お酒に弱い人はアルコール
   依存症にならない

3. アルコールが体からなくなる
   と、イライラしたり体がふる
   えたりする

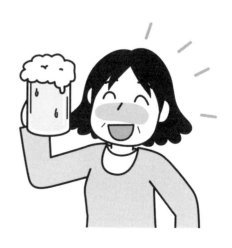

アルコールは胃と小腸で吸収されて血中に入り全身に行き渡ります。体内に入ったアルコールの大部分は肝臓で代謝され、アセトアルデヒドに変わり、酢酸に分解されます。酢酸は、全身をめぐって、筋肉や脂肪組織で水と二酸化炭素に分解され、体外に排出されます。摂取したアルコールのうち、2％から10％はそのままの形で、呼気、尿、汗として排泄されます。

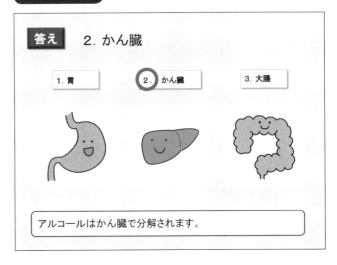

問題15の答え

答え　2. かん臓

1. 胃　　2. かん臓　　3. 大腸

アルコールはかん臓で分解されます。

アルコール依存症は「大切にしていた家族、仕事、趣味などよりも飲酒をはるかに優先させる状態」で、お酒をやめようとしてもやめられない、アルコールの血中濃度が下がるとイライラしたり、体が震えたりする離脱症状が現れるなどの症状がみられます。お酒に強い体質の人ほど大量飲酒からアルコール依存症になりやすいのですが、体質のみで決まるわけではなく、誰でもアルコール依存症になる可能性はあります。

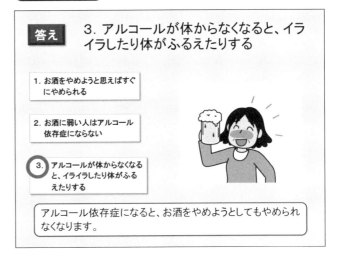

問題16の答え

答え　3. アルコールが体からなくなると、イライラしたり体がふるえたりする

1. お酒をやめようと思えばすぐにやめられる

2. お酒に弱い人はアルコール依存症にならない

3. アルコールが体からなくなると、イライラしたり体がふるえたりする

アルコール依存症になると、お酒をやめようとしてもやめられなくなります。

問題17

問題 お店の人が未成年者にお酒を売るとどうなる？

1. お店の人が法律でばっせられる　　2. お店の人は法律でばっせられない

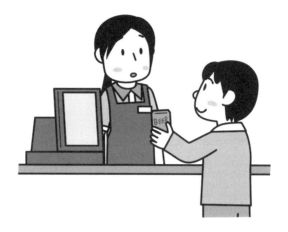

問題18

問題 薬物乱用の説明として正しいものはどれ？

1. 遊びで薬を飲んだり、薬の決められた量を守らなかったりすることは、薬物乱用にならない

2. 法律で禁止されている薬物を使うことを、薬物乱用という

3. 1回だけなら薬物を使っても乱用にはならない

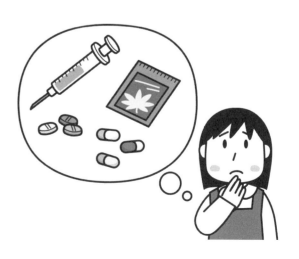

未成年者飲酒禁止法では、満20歳未満の者の飲酒を禁止し、また親権者や監督者、酒類を販売・供与した営業者に罰則を科しています。酒類を販売する業者には、未成年者に対する年齢確認の実施が義務づけられ、未成年者の飲酒を知りつつも制止しなかった親権者やそのほかの監督者は軽微な犯罪に対する刑罰として科料を処せられ、酒類を販売・供与した営業者とその関係人は、犯罪として50万円以下の罰金に処せられることになります。

問題17の答え

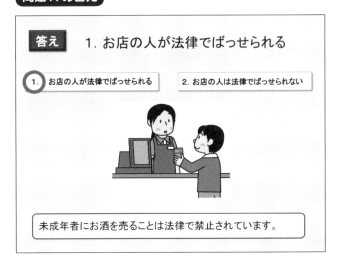

薬物乱用とは、社会のルールから外れた方法や目的で、薬物を使うことです。法律で禁止されている薬を使うことは、その回数がたとえ1回であっても薬物乱用になります。また、医薬品も病気や傷の治療の目的以外に使えば乱用になります。例えば、1回に1錠飲むように指示された睡眠薬、鎮痛薬などの医薬品を一度に複数錠飲む行為も乱用です。使用量によっては急性中毒を起こして死に至ることもあるほか、依存症を引き起こし、精神障害を発症させる危険もあります。

問題18の答え

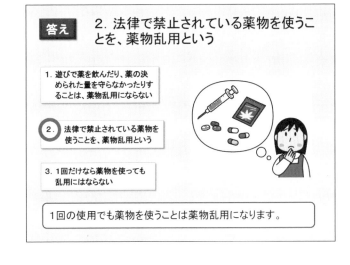

問題19

問 題　薬物は持っているだけなら罪にはならない？

1．○（ならない）　　　　　2．×（なる）

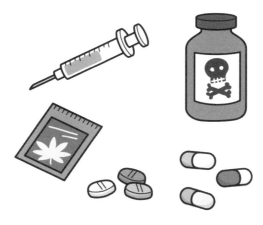

問題20

問 題　薬物乱用の説明でまちがっているものはどれ？

1．1回くらいならすぐに
　　やめられる

2．1回の乱用でも死んで
　　しまうことがある

3．1回乱用すると、くり返
　　して使いたくなる依存性
　　がある

1回なら
だいじょうぶ

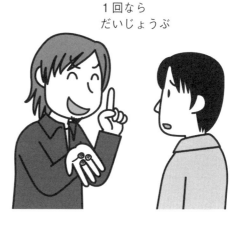

覚醒剤、麻薬（コカイン、あへん・ヘロイン、LSD、ＭＤＭＡなど）は、製造、所持、売買のみならず、自己使用そのものが法律によって禁止されており、たとえ1回だけの使用でも乱用になり、同時に犯罪になります。有機溶剤（シンナー、接着剤など）は、それぞれの用途のために販売されているのであり、吸引は目的の逸脱で、1回の吸引でも乱用です。また、未成年者の飲酒・喫煙も法により禁じられているため、1回の飲酒・喫煙でも乱用になります。

問題19の答え

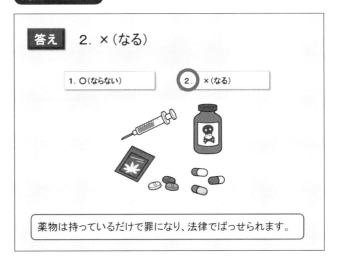

答え　2. ×（なる）

1. ○（ならない）　　2. ×（なる）

薬物は持っているだけで罪になり、法律でばっせられます。

覚醒剤や麻薬（コカイン、あへん・ヘロイン、LSD、ＭＤＭＡなど）などの薬物の乱用の結果生じた脳機能の異常のために、薬物の効果が切れてくると薬物が欲しいという強い欲求（渇望）がわいてきて、その渇望をコントロールできずに薬物を使ってしまう状態を薬物依存といいます。1回だけと思って使い始めた人も使用する量や回数がどんどん増えて、自分の意志ではやめることができなくなり、たった1回の乱用で死んでしまうこともあります。

問題20の答え

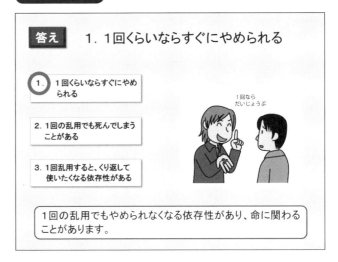

答え　1. 1回くらいならすぐにやめられる

1. 1回くらいならすぐにやめられる

2. 1回の乱用でも死んでしまうことがある

3. 1回乱用すると、くり返して使いたくなる依存性がある

1回なら
だいじょうぶ

1回の乱用でもやめられなくなる依存性があり、命に関わることがあります。

問題21

問 題 覚せいざいを乱用すると、実際にはないものが見えたり、聞こえたりするげん覚やもう想が起こりますが、覚せいざいをやめると起こらなくなる？

1．○（起こらなくなる）　　　　2．×（起こる）

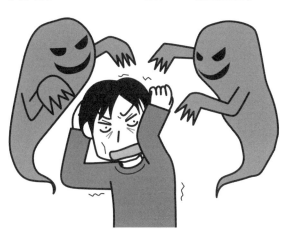

問題22

問 題 薬物乱用によって起こる可能性があるものは次のうちどれ？

1．ぬすみや暴力などの犯罪

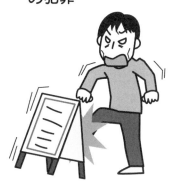

2．事故

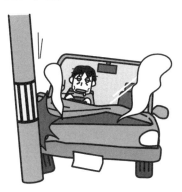

3．何もやる気が起こらない

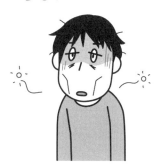

薬物乱用による害は生涯続きます。薬物の乱用の結果、ひとたび幻覚、被害妄想などの精神病の症状が生じると、治療によって表面上では回復しているかに見えても、これらの症状が再発しやすい下地が残ってしまいます。乱用をやめて普通の生活に戻ったようでも、不眠やほんの小さなストレスがきっかけで、突然、幻覚・被害妄想などの症状が再燃することがあります。これを「フラッシュバック（自然再燃）」現象といい、覚醒剤でよくみられる症状です。

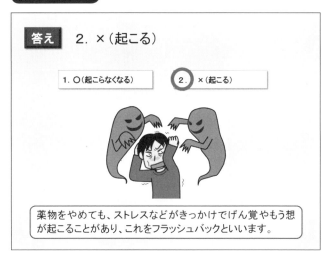

問題21の答え

答え　2.×（起こる）

1. ○（起こらなくなる）　　2.×（起こる）

薬物をやめても、ストレスなどがきっかけでげん覚やもう想が起こることがあり、これをフラッシュバックといいます。

薬物乱用の結果、薬物依存になると、薬物の効果が切れた際に身体的苦痛を伴う退薬症状（離脱症状、禁断症状ともいいます）が生じたり、イライラして落ち着かなくなったり、何もする気が起きなかったり、怒りっぽく凶暴になったり、その薬物への渇望に抗しきれずに自制が働かなくなったりして、再び使用してしまいます。薬物を手に入れるために窃盗、強盗、売春、さらには殺人などの犯罪や事故を起こしたりと、家庭の崩壊や社会秩序の破壊につながる恐れがあります。

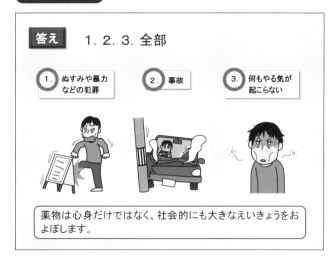

問題22の答え

答え　1.2.3. 全部

1. ぬすみや暴力などの犯罪　　2. 事故　　3. 何もやる気が起こらない

薬物は心身だけではなく、社会的にも大きなえいきょうをおよぼします。

問題 危険ドラッグの説明についてまちがっているものはどれ？

1. どんな成分が入っている
   かがわからない

2. 使用しても罪にならない

3. 心身にどんなえいきょうが
   あるのかがわからない

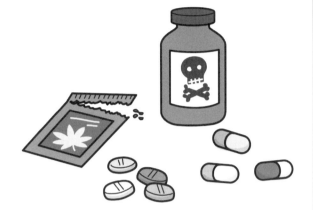

問題24

問題 薬物は別の名前で呼ばれることがあります。薬物と呼び名を正しく組み合わせましょう。

1. 覚せいざい　　2. シンナー　　　3. 大麻　　　4. MDMA

A. ハッパ、
   チョコ

B. エス、アイス、
   スピード

C. ガスパン、
   アンパン

D. エックス、
   エクスタシー

危険ドラッグは、「合法ドラッグ」、「脱法ハーブ」などと称してあたかも安全であるかのようにして販売されますが、すべて危険な薬物です。すでに規制されている麻薬や覚醒剤の化学構造の一部だけを変えた物質が含まれており、体への影響は麻薬や覚醒剤と同じか、より危険な成分が含まれていることもあり、実際にどんな危険性があるのかがわかりません。意識を失ったり、暴れたり、最悪の場合は死に至ったりします。これらの薬物を使用することは罪になります。

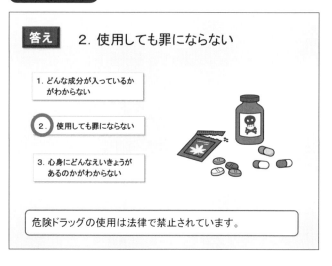

危険ドラッグをはじめ、違法薬物は、インターネットを利用して販売され、販売流通ルートは巧妙化・潜在化しながら若者にも使用が拡大しています。危険性や薬物使用に対する抵抗感を覆い隠すような俗称で呼ばれ、ファッション感覚で若者の興味をひきます。覚醒剤はエス、アイス、スピード、シャブ、シンナーはガスパンやアンパン、大麻はハッパ、チョコ、クサ、MDMAはエックスやエクスタシーなどと呼ばれています。

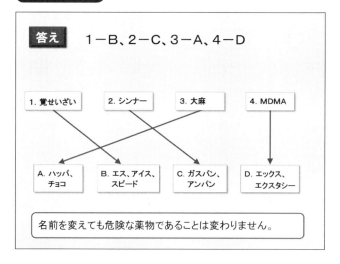

最新のタバコ対策

　2018年に健康増進法の一部が改正され、2020年4月に全面施行となりました（受動喫煙対策法とも呼びます）。望まない受動喫煙をなくすために屋内は禁煙に、受動喫煙による健康への影響が大きい子どもや患者さんなどに特に配慮するために、学校や病院、公共施設では、屋内だけではなく敷地内でも喫煙が原則禁止に、そして、施設の種類、場所ごとに、敷地内禁煙・屋内禁煙にすることや喫煙できる場所に標識を掲示することなどが義務づけられました。喫煙対策はマナーからルールへと変わったのです。

　ところで、家族や友人に望まない受動喫煙をさせないようにという配慮や、自分自身の健康リスクの軽減のためなどの理由で、新型タバコ（加熱式タバコや電子タバコ、分類は表を参照）に変えたという話をよく耳にします。加熱式タバコは、「従来の紙巻きタバコの煙と比較して有害物質90％減」といった健康的なイメージ戦略で急速に広まっていますが、本当に害がないのでしょうか？　タバコ特異的ニトロソアミンの量は、加熱式タバコでは紙巻きタバコの10分の1程度と少ないのですが、有害物質の低減が健康リスクの低減につながるという科学的な根拠はありません。また、ニコチン含有量は、紙巻きタバコが2,100μg／本に対し1,200μg／stickと、加熱式タバコにも紙巻きタバコの半分以上のニコチンが含まれているため、紙巻きタバコを加熱式タバコに変えたとしても、ニコチン依存症は維持されることになります。さらに、加熱式タバコには、発がん性物質ではないものの、人体への影響は十分にわかっていないグリセロールやプロピレングリコールといった物質が多く含まれています。タバコ葉を含むすべての製品は有害であるので、加熱式タバコも従来のタバコと同様に受動喫煙対策法による規制の対象となります。

表　新型タバコの分類

1. 電子タバコ E-cigarettes	液体（リキッド）を加熱してエアロゾルを発生させて吸引する。液体（リキッド）には、ニコチンを含むものと含まないものの2種類がある。 注）海外ではニコチン入りリキッドが販売されているが、日本では、医薬品医療機器法（旧薬事法）による規制により、ニコチン入りリキッドは販売されていない。
2. 非燃焼・加熱式タバコ Heat-not-burn tobacco	a）葉タバコを直接加熱し、ニコチンを含むエアロゾルを吸引するタイプ（商品名 IQOS, glo） b）低温で霧化する有機溶剤からエアロゾルを発生させた後、タバコ粉末を通過させて、タバコ成分を吸引するタイプで、電子タバコに類似した仕組みのもの（商品名 Ploom TECH）

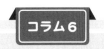

がん教育について

　がんは、日本人の死因の第1位であり、2人に1人は、生涯に一度、何らかのがんにかかると推計されるように、とても身近な病気です。生活習慣病でもあるがんについて正しく理解し、将来がんにかからないように予防することに加えて、がんをむやみに怖がることや、誤解や偏見をなくすためにも、がんに関する教育の推進が求められています。

　がん教育は、「健康教育の一環として、がんについての正しい理解と、がん患者や家族などのがんと向き合う人々に対する共感的な理解を深めることを通して、自他の健康と命の大切さについて学び、共に生きる社会づくりに寄与する資質や能力の育成を図る教育である」と「学校におけるがん教育の在り方について報告」（平成27年3月、「がん教育」の在り方に関する検討会）に定義されていて、学校教育活動全体で推進していくべきものです。例えば、小学校では、がんを通じて健康と命の大切さを育んだり、中学校では、科学的根拠に基づいた理解を促したりと、発達の段階を踏まえた指導や、がん経験者や医学の専門家など外部講師の参加や協力も得ながら推進していきます。その際、小児がんの当事者や家族をがんで亡くした児童生徒がいる場合の配慮や、生活習慣が主な原因とならないがんがあることなどへの留意も必要です。

　文部科学省の「がん教育推進のための教材」では、がん教育で取り上げるべき内容として、①がんとはどのような病気でしょうか？　②我が国におけるがんの現状　③がんの経過と様々ながんの種類　④がんの予防　⑤がんの早期発見とがん検診　⑥がんの治療法　⑦がんの治療における緩和ケア　⑧がん患者の「生活の質」　⑨がん患者への理解と共生の9項目が掲げられ、これらに対応したスライド資料や補助教材が提供されています。子どもたちが正しい知識を身につけ、適切に対処できる実践力を育成するとともに、健康と命の大切さを主体的に考えることができるようにするために、これらの資料では、知識を伝達する学習から、主体的、対話的で深い学びができるような授業の工夫がされています。ぜひご覧ください。

文部科学省ホームページ　がん教育推進のための教材 指導参考資料
http://www.mext.go.jp/a_menu/kenko/hoken/1385781.htm

あ と が き

　2020年、「生きる力　学びの、その先へ」というキャッチフレーズとともに、新しい学習指導要領に沿った学校教育がスタートします。子どもたちが、これから変化の激しい社会を生きる中で、自ら課題を見つけ、自ら学び、自ら考え、判断して行動し、思い描く幸せを実現してほしいという思いを込めて、「生きる力」を確実に育むことを目指すものです。

　健康・安全・食に関する「生きる力」、資質・能力の一つとして、ヘルスリテラシーがあります。ヘルスリテラシーとは、自分に必要な医療や健康についての情報にアクセスして「入手」し、内容を「理解」し、その情報が信頼できるかを「評価」し、「活用」するまでの一連のプロセスにおける能力のことを言います。ヘルスリテラシーが不十分であることは、予防接種や健康診断を受けるといった保健予防行動がとれない、病気や治療に関する知識が少ない、医学的な問題の最初の兆候に気づきにくい、病気や健康の自己管理をしにくい、救急外来を受診しやすいなど、健康に関連した様々な影響をもたらすことがわかってきました。自らが生涯にわたって健康で安全な生活を送るとともに、健全な社会を築いていけるように、すべての子どもたちにヘルスリテラシーを身につけてほしいと願っていますが、その根本には、保健に関連する基本的な知識の習得が欠かせません。

　本書は、現場の先生方の声や、子どもたちに伝えたい健康上の課題、生活や社会の中で活用してほしい内容などについて、編集部がクイズを作成し、それに対する回答を、わかりやすく解説しました。子どもたちが楽しく学べるようなイラストつきのクイズ形式となっています。先生方から子どもたちに出題して解説されてもいいですし、高学年になれば、子ども同士で出題し合って教え合うという使い方もできます。自由な発想で楽しく活用していただければ幸いです。

佐賀大学医学部社会医学講座
予防医学分野　原　めぐみ

さくいん

参 考 文 献

『標準解剖学 (standard Textbook)』坂井建雄著　医学書院　2017年

『生体のしくみ標準テキスト 新しい解剖生理 (第2版)』高松研、堀内ふき監修　医学映像教育センター　2009年

『見逃してはいけない耳・鼻・のどの危険なサイン』堀井新、浦野正美編　中山出版　2016年

『児童生徒等の健康診断マニュアル　平成27年度改定』文部科学省スポーツ・青少年局学校健康教育課監修　日本学校保健協会
2015年

『小児の睡眠呼吸障害マニュアル』宮崎総一郎、千葉伸太郎、中田誠一編　全日本病院出版会　2012年

農林水産省ホームページ「みんなの食育」http://www.maff.go.jp/j/syokuiku/minna_navi/topics/topicsl_03.html

「早寝早起き朝ごはん」全国協議会ホームページ　http://www.hayanehayaoki.jp/index.html

井口美香子「生活習慣病を予防するための食生活・食育 (解説／特集)」『小児内科』49巻10号　2017年

『看護のための最新医学講座第23巻　歯科口腔系疾患 (第2版)』井村裕夫ほか監修　中山書店　2009年

厚生労働省ホームページ「こころもメンテしよう～若者を支えるメンタルヘルスサイト～」
　　https://www.mhlw.go.jp/kokoro/youth/index.html#header

農林水産省ホームページ「実践食育ナビ」
　　http://www.maff.go.jp/j/syokuiku/zissen_navi/balance/index.html

五十嵐桃子ほか「子どもの成人病とペットボトル症候群 (解説／特集)」『成人病と生活習慣病』44巻1号　2014年

厚生労働省健康局「健康づくりのための睡眠指針2014」
　　https://www.mhlw.go.jp/file/06-Seisakujouhou-10900000-Kenkoukyoku/0000047221.pdf

公益財団法人　全国防犯協会連合会ホームページ　http://www.bohan.or.jp/suishou/index.html

警視庁ホームページ　交通の方法に関する教則　https://www.npa.go.jp/koutsuu/kikaku/kyousoku/index.htm

総務省消防庁ホームページ「こどもぼうさいe‐ランド」
　　http://open.fdma.go.jp/e-college/eland/syou_tyuu.html

国土交通省 気象庁ホームページ　防災啓発ビデオ「急な大雨・雷・竜巻から身を守ろう！」
　　http://www.jma.go.jp/jma/kishou/books/cb_saigai_dvd/

総務省ホームページ「国民のための情報セキュリティサイト」
　　http://www.soumu.go.jp/main_sosiki/joho_tsusin/security/index.html

鈴木穂高「飛沫の飛ぶ距離は？　対面調理時の衛生面への影響は？ (Q＆A)」『日本医事新報』4814号　2016年

厚生労働省ホームページ「インフルエンザ (総合ページ)」
　　https://www.mhlw.go.jp/stf/seisakunitsuite/bunya/kenkou_iryou/kenkou/kekkaku-kansenshou/
infulenza/index.html

厚生労働省ホームページ「熱中症関連情報」
　　https://www.mhlw.go.jp/stf/seisakunitsuite/bunya/kenkou_iryou/kenkou/nettyuu/index.html

環境省ホームページ「熱中症予防情報サイト」　http://www.wbgt.env.go.jp/doc_prevention.php

環境省ホームページ「紫外線環境保健マニュアル2008」　https://www.env.go.jp/chemi/uv/uv_manual.html

『図解 応急手当ハンドブック：アウトドア レスキュー　家庭』山本保博監修　日本文芸社　2016年

厚生労働省「救急蘇生法の指針2015市民用」日本救急医療財団心肺蘇生法委員会監修
　　https://www.mhlw.go.jp/file/06-Seisakujouhou-10800000-Iseikyoku/0000123021.pdf

岡村理栄子「子どもたちのおしゃれ障害」『小児内科』48巻3号　2016年

『南山堂医学大辞典 (第20版)』南山堂　2015年

『医学書院医学大辞典 (第2版)』伊藤正男ほか編集　医学書院　2009年

『禁煙指導・支援のための禁煙科学』日本禁煙科学会編　文光堂　2007年

東京都　生活文化局　商品テスト結果「イオン式空気清浄機の性能及び安全性」
　　http://www.metro.tokyo.jp/INET/CHOUSA/2015/01/60p1j100.htm

Sakata R, et al. "Impact of smoking on mortality and life expectancy in Japanese smokers:a prospective cohort
study" "BMJ" 2012

厚生労働省ホームページ「生活習慣病予防のための健康情報サイト：飲酒」
　　https://www.e-healthnet.mhlw.go.jp/information/alcohol

公益社団法人　アルコール健康医学協会ホームページ　http://www.arukenkyo.or.jp/index.html

『健康クイズ100』原めぐみ、宮崎博喜著　少年写真新聞社　2013年

東京都福祉保健局「みんなで知ろう危険ドラッグ」　http://www.fukushihoken.metro.tokyo.jp/no_drugs/index.html

警視庁ウェブサイト「薬物乱用のない社会を」
　　https://www.npa.go.jp/bureau/sosikihanzai/yakubutujyuki/yakubutu/nodrug.pdf

著者紹介

原 めぐみ (はら めぐみ)

博士（医学）。医師。
佐賀大学医学部社会医学講座予防医学分野　准教授
大学では、公衆衛生学、疫学、予防医学を専門とし研究・教育に携わる
傍ら、小中学校や、地域での健康教育活動にも従事。

すぐに使えるパワーポイントデータ収録

保健クイズブック

2020年3月25日　初版第1刷発行

著　　者　原 めぐみ

発 行 人　松本 恒

発 行 所　株式会社　少年写真新聞社

　　　　　〒102-8232　東京都千代田区九段南4－7－16

　　　　　市ヶ谷KTビルI

　　　　　TEL 03-3264-2624　FAX 03-5276-7785

　　　　　URL https://www.schoolpress.co.jp/

印 刷 所　図書印刷株式会社

　　　　　©Megumi Hara 2020 Printed in Japan

　　　　　ISBN978-4-87981-697-9　C3047

スタッフ／編集：松尾 由紀子　DTP：木村 麻紀　校正：石井 理抄子　イラスト、表紙デザイン：さややん。
編集長：山本 敏之